건강식품 시리즈 2

버섯의 기능과 재배

국민소득의 향상으로 영양공급이 좋아지면서 평균수명이 연장되어 고혈압, 당뇨, 혈액순환계의 질환 등의 성인병이 문제가 되고 있다. 장수하는 것도 중요하지만 어떻게 건강을 유지하면서 활동하느냐는것이 무엇보다 중요하다.

건강을 유지하기 위해서 식품공급과 운동을 하는 사전 대책이 있고, 질병이 발생한 다음 의약품과 의료를 통해 치료하는 사후 대책이 있다. 그 중에서도 식품공급을 통한 사전대책이 중요하다.

암치료를 예로들면 항암제와 방사선 치료는 암세포와 정상세포까지 공격하여 부작용을 일으킨다. 이와 달리 버섯의 성분 속에는 암세포를 직접 죽이는 것은 아니고 암환자의 면역활성을 높여 암세포를 생육을 억제한다.

따라서 질병이 걸리기 전에 건강한 삶을 위해 맛이 있고 몸에 필요한 영양분을 섭취하는 동시에 질병을 예방할 수 있는 적당한 식품을 섭취하는 규칙적인 식생활과 운동을 할 필요가 있다.

현재 많은 연구소에서 식품을 섭취함으로서 면역계, 신경계,

순환계, 호르몬 분비계, 소화계 및 항종양에 이르기 까지 어떻게 작용하는지 지속적으로 연구하고 있다. 이러한 생체기능조절물질을 함유하고 있는 식품을 선별하여 섭취한다면 건강을 유지하고 암이나 바이러스에 의한 질환을 예방할 수 있으므로 우리는 부작용이 없고, 먹기 편하고, 맛과 향이 좋은 자연식품을 골라서 먹어 항상 건강한 삶을 할 수 있는 지혜를 가져야 한다.

버섯은 감칠맛을 상승시키는 맛과 향 그리고 영양분을 가지고 있고, 면역기능을 갖고 있는 세포의 환성을 향상시켜 질병을 예방 보호함으로 좋은 요리재료이다.

최근 버섯의 배터글루칸을 섭취하면 생리작용으로 인체의 흉선과 척수기관을 자극하여 노화 억제와 면역능력을 제어하는 기능이 있다고 밝혀져 있다. 그 외에 약리작용으로 순환기계, 생식기계, 소화기계, 비뇨기계, 뇌신경계 등에 영향을 미치고 항종양효과와 건강을 유지하는데도 중요한 역할을 한다고 보고되어 있다. 그 외에 노루궁뎅이버섯과 흰 · 목이 버섯이 치매에 관련된 유효한 성분들이 발견 되어, 앞으로 버섯을 이용하는 의약품과 식품이 새롭게 계속 개발되어 각종 질환에 사용될 것이라 생각한다.

우리나라에서는 표고버섯과 영지버섯, 구름버섯의 가공품이 건강식품으로 판매하고 있다. 그리고 미국, 유럽, 일본에서도 수십종의 버섯이 항암, 한당뇨 등의 기능성 식품과 대체 의약품으로 판매되고 있다. 최근에 백일송이버섯과 아가리쿠스와 상황버섯이 항암항당뇨 효과 있다고 밝혀져 있고 그 중에서도 백일송이버섯이 항암효과가 높다고 한다.

이 책에서는 버섯의 성분과 영양학적인 효과, 기호성인 성분, 항조양작용, 암예방, 항바이러스작용, 콜레스테롤의 저하작용, 항산화작용 등 여러 질병작용에 대한 억제효과에 관해 기술한 다음 버섯의 재배법, 백일송이버섯을 이용한 요리법에 관해 설명하였다.

이 책을 읽어 버섯의 영양성분과 기능성을 성질을 체계적으로 잘 이해하여 성인병을 예방하면서 항상 건강한 삶을 하는데 그리고 새로운 기능을 가진 식용버섯을 개발 재배하는데 도움이 되기를 바란다. 끝으로 이 책을 집필하는데 참고를 한 책과 문헌의 원저자와 이 책을 출판하여 주신 도서출판 효일 김홍용 사장에게 감사드린다.

2008년 4월 9일

저자씀

차 례

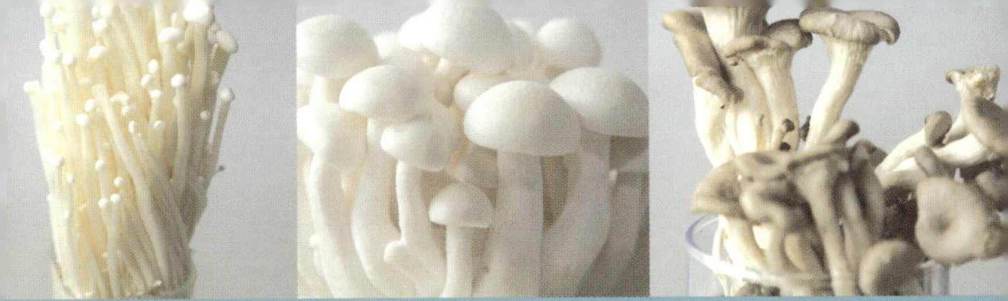

01

건강식품
버섯의 성분과 영양학적인 효과

버섯의 주성분과 기능 • 버섯중의 비타민과 그의 기능 • 버섯중의 무기물질의 함량과 그의 기능 • 버섯의 기호성분과 기능

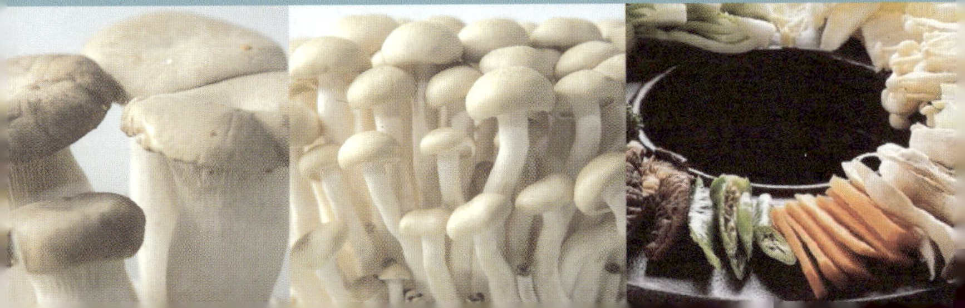

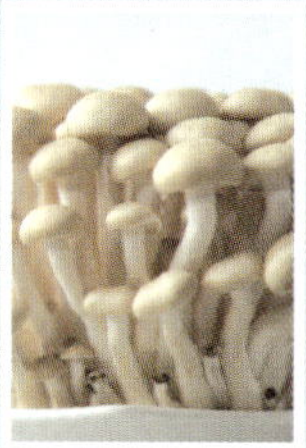

1 버섯의 주성분과 기능

1.1 버섯의 주성분

신선한 버섯 11종류의 먹을 수 있는 부분 100g 중에 함유되어 있는 중요한 영양원의 평균치는 수분 90.8±2.0%, 단백질 3.1±1.0%, 지질 0.4±0.2%, 회분 0.8±0.2%이고, 그 차를 뺀 탄수화물은 5.1±1.7%, 식이섬유는 3.5±0.7%가 된다. 이러한 것은 수분을 제외하면 탄수화물이 주성분이고 그 다음으로 단백질이 많다(표 1-1).

버섯은 식품의 재료로서 야채류와 같이 이용하고 있다. 110종류의 신선한 야채류 100g당 성분의 평균치는 수분 89.7±7.2%, 단백질 2.2±1.9%, 지질 0.4±2.0%회분 1.0±0.5%, 그 차를 뺀 탄수화물6.6±5.3%, 식이섬유 5.2±2.4%이고, 야채류와 버섯종류는 성분조성이 서로 유사하다.

표 1-1 버섯과 야채류의 일반 성분(%)

	수 분	단백질	지질	회분	탄수화물	식이섬유
버 섯	90.8±2.0	3.1±1.0	0.4±0.2	0.8±0.2	*5.1±1.7	*3.5±0.7
채 소	89.7±7.2	2.2±1.9	0.4±2.0	1.0±0.5	*6.6±5.3	*5.2±2.4

* 평균치와 표준편차치를 계산

위에 나타낸 것과 같이 버섯의 주성분은 탄수화물이고 대부분이 식이섬유소이고 그 다음이 단백질이다. 식이섬유는 수용성식이섬유와 불용성식이섬유 또는 둘을 합한 총 식이섬유로 나타내고 있다. 신선한 버섯 11종류의 평균치는 수용성식이섬유 0.4±0.2%, 불용성식이섬유는 3.0±0.8%로 불용성 식이섬유 쪽이 많다. 건조한 표고버섯의 식이섬유는 41.0%(수용성식이섬유 3.0%)이다. 버섯은 식물 중에서도 식이섬유의 함량이 많고 그의 중요한 공급원이라 할 수 있다.

1.2 버섯의 주성분과 효과

최근 식이섬유는 장내에서 유효한 장내세균의 증식을 촉진하여 유익하게 작용한다는 것이 보고되어 있다.

식이섬유의 기능은 소화기의 기능을 활발하게 하고, 배변의 량을 많게 하는 동시에 배변의 통과시간을 빠르게 하면서 변비를 방지한다. 그리고 장의 내압과 배의 압력을 저하시킨다. 장내순환의 담즙산을 감소시켜 혈액중의 콜레스테롤함량이 저하되므로 동맥경화를 예방한다. 그 외에 장내세균무리를 변화시켜 비후도박테리움 등의 유용한 세균을 증가시킨다. 그 결과 대장암을 예방한다. 식사를 한 다음 급격하게 혈당의 상승을 억제하여 당뇨병에 효과적으로 작용한다고 한다.

표고버섯과 송이버섯 등을 분석할 할 경우 식이섬유소 구성성분으로 분석하고 있는 β-1,3글루칸을 대표하는 글루칸이 있다.

이 글루칸은 면역기능을 활성화시킴으로서 항종양활성이 있다고 알려져 있다. 그리고 버섯에 함유되어 있는 글루칸, 펩티드글루칸, 산성다당은 혈당상승억제작용이 있다고 한다.

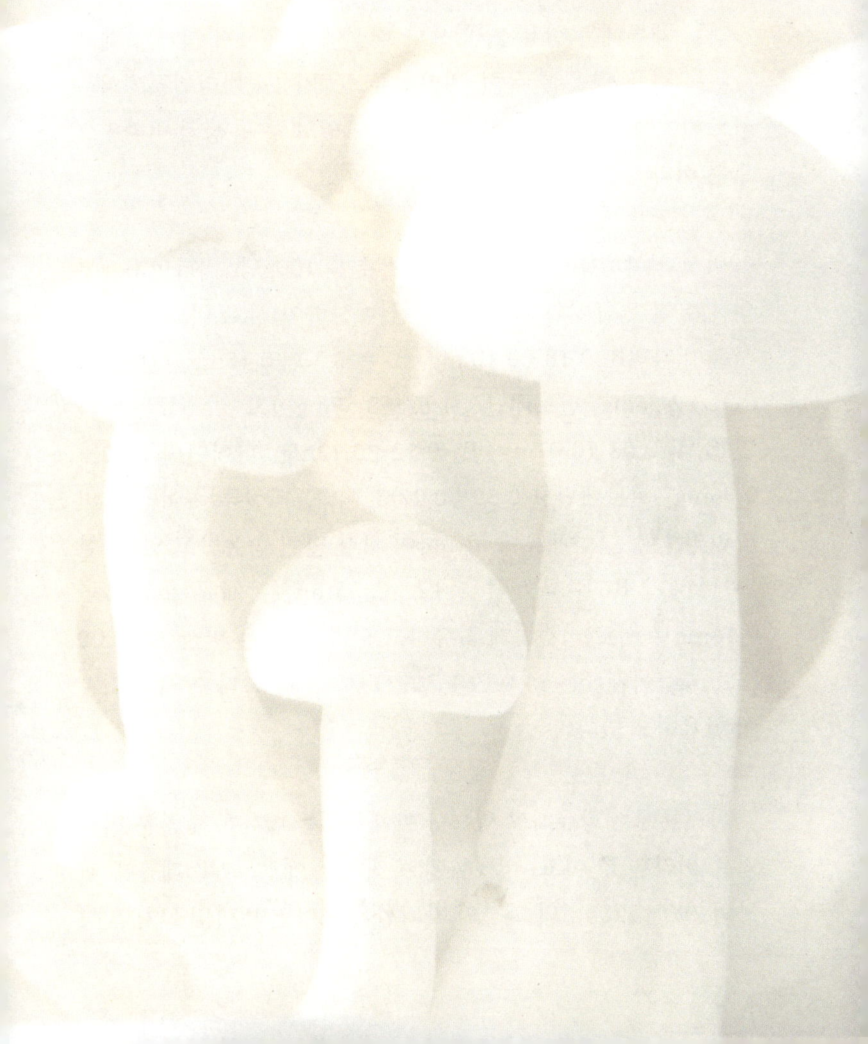

2 버섯중의 비타민과 그의 기능

2.1 버섯중의 비타민의 함량

야채류에는 함유 되 있으나 버섯에 함유하지 않거나 매우 적은 량을 함유한 비타민류 중 지용성비타민류에서는 카로테노이드, 비타민 E, 비타민 K가 있고, 수용성의 비타민으로는 비타민 C가 있다.

버섯과 야채류를 먹을 수 있는 부분의 100g당 비타민 B계통의 함유한 평균치와 표준편차치를 계산하여 서로 비교하면, 버섯은 비타민B_1 0.18±0.10 mg, B2는 0.30±0.13mg, 나이아신 6.91±2.56mg, 판토데닌산 1.67±0.59mg이고, 야채류는 비타민 B_1이 0.08±0.07mg, B_2 0.12±0.12mg, 나이아신 0.80±0.96mg, 판토데닌산 0.39±0.27mg이다. 버섯류는 이러한 비타민의 함량은 야채류에 비교하여 보다 많이 함유하고 있다. 한편 비타민 B6는 버섯류 0.12±0.05mg, 야채류는 0.15±0.16mg로 서로 비슷하게 함유하고 있다. 엽산은 버섯류가 55.0±25.6g, 야채류는 94.0±64.7μg으로 버섯류보다 야채류에 많이 함유하고 있다(표 1-2).

버섯류에는 함유하고 있으나 야채류에는 함유하지 않은 비타민은 비타민 D_2이고, 버섯류에 존재하는 에르고레스테롤에 태양의 290~320nm의 파장의 자외선을 쪼이면 비타민 D가 생성된다. 버섯을 먹을 수 있는 부분 100g당의 비타민 D의 함량은 2.0±1.5ug이다.

표 1-2 먹을 수 있는 부분의 버섯과 채소류 100g당 비타민의 함량

	비타민B_1 mg	비타민B_2 mg	비타민B_6 mg	나이아신 mg	판토데닌산 mg	D μg
버섯류	0.18±0.10	0.30±0.13	0.12±0.05	6.91±2.56	1.67±0.59	2.0±1.5
야채류	0.08±0.07	0.12±0.12	0.15±0.16	0.80±0.96	0.39±0.27	—

▶ 평균치와 표준편차치를 계산

2.2 버섯중의 비타민의 기능

비타민 B계통은 생물이 살아가는데 필요한 생체에너지생성에 관여하는 보조효소성분으로서 중요하다. 이러한 비타민이 결핍하면 각기병, 또는 식욕부진, 생육불량, 피부염 등이 생긴다. 버섯을 섭취함으로서 이러한 질병을 예방할 수 있다.

2.3 골다공증의 예방

골다공증은 호르몬의 균형에 관계하며, 폐경기 이후의 여성에게 많이 발생하고 골절을 일으키는 원인이 되는 문제가 있다. 이러한 골다공증을 예방하려면 적당한 운동과 식생활에 있어 칼슘, 마그네슘, 바타민 D, 비타민 K 등, 뼈 생합성

대사에 필요한 영양소의 섭취에 주의하고 35세를 피크로 하여 뼈의 양을 최대로 하여 계속 적당한 운동과 식생활에 주의할 필요가 있다.

칼슘이 뼈를 생합하는 데는 비타민 K와 비타민 D가 같이 있어야 잘 진행되므로 버섯류는 비타민 D의 공급원으로서 골다공증을 예방하는데 기여한다.

3 버섯중의 무기물질의 함량과 그의 기능

3.1 버섯중의 무기물질의 함량

버섯을 먹을 수 있는 부분 100g당의 무기물의 함량을 야채류와 비교하면, 버섯류는 나트륨 3.0±2.2mg, 칼륨 314.0±71.6mg 칼슘 2.0±2.1mg, 마그네슘12.0±2.9mg, 인 91.0±24.1mg, 철 0.6±0.3mg, 아연 0.6±0.2mg, 동 0.19±0.10이고, 야채류는 나트륨 11.0±16.0mg, 칼륨 367.0±179.0mg, 칼슘 63.0±71.2mg, 마그네슘 34.0±16.9mg, 인 51.0±31.9 mg, 철 1.0±1.0 mg, 아연 0.5-0.4, 동 0.1±0.1mg이다. 위에 나타낸 것과 같이 버섯류와 야채류 모두가 칼륨의 함량이 많다.

3.2 버섯중의 무기물질의 기능

칼륨은 나트륨의 배설을 촉진하여 혈압을 저하시키는 기능이 있다.

버섯류는 아연과 동이 많이 함유되어 있다. 아연이 결핍할 경우 성장저해, 미각장해, 식욕부진, 신경장해, 면역능력의 저하, 생식능력의 이상 등을 일으킨다. 동이 결핍할 경우는 철의 결핍에 반응하지 않는 빈혈, 백혈구감소를 일으킨다.

식생활을 정상적으로 할 경우는 이들의 무기염의 결핍증은 크게 문제가 되지 않지만 버섯류는 다른 식품과 같이 이러한 무기염의 공급원으로서의 역할을 하고 있다.

4 버섯의 기호성분과 기능

4.1 핵산의 맛 상승작용

버섯에는 맛을 부드럽게 하고 글루탐산의 맛 상승효과를 나타내는 5′-구아노신산(5′-GMP)이 있다. 이 물질은 버섯에 많이 함유하고 있는 성분이고, 버섯을 요리할 때 버섯 중에 있는 RNA가 가열처리에 의하여 효소적으로 분해되어 생성되면서 많아지는 성분이다.

5′-GMP와 그의 기질인 RNA, 분해물인 뉴클레오사이드류, 유기염기류에는 임파구, 마크로파지, 지연성과민반응, 이식거절반응의 억제, 감염증 대한 효과, 엔도톡신쇼크, 면역능기에 효과적으로 작용한다고 한다.

4.2 맛에 관련이 있는 유리아미노산

버섯류의 맛에 관계가 있는 유리 아미노산 중에서 글루탐산과 알기닌산을 먹을 수 있는 신선한 버섯 100g당 무수물 기준환산치로 보면 글루탐산이 301.0±335.6mg이고 아르기닌은 192.0±208.5mg, 올니틴은 148.0±231.4mg을 함유하고 있다. 그리고 유리아미노산인, γ-아미노부티르산은 91.5±194.6mg을 함유하고 있으며, 이는 단백질에 구성되지 않은 아미노산 중에서 함량이 높다.

012

γ-아미노부티르산은 안조텐신변환 효소작용을 저해하여 혈압저하작용이 있다고 알려져 있다.

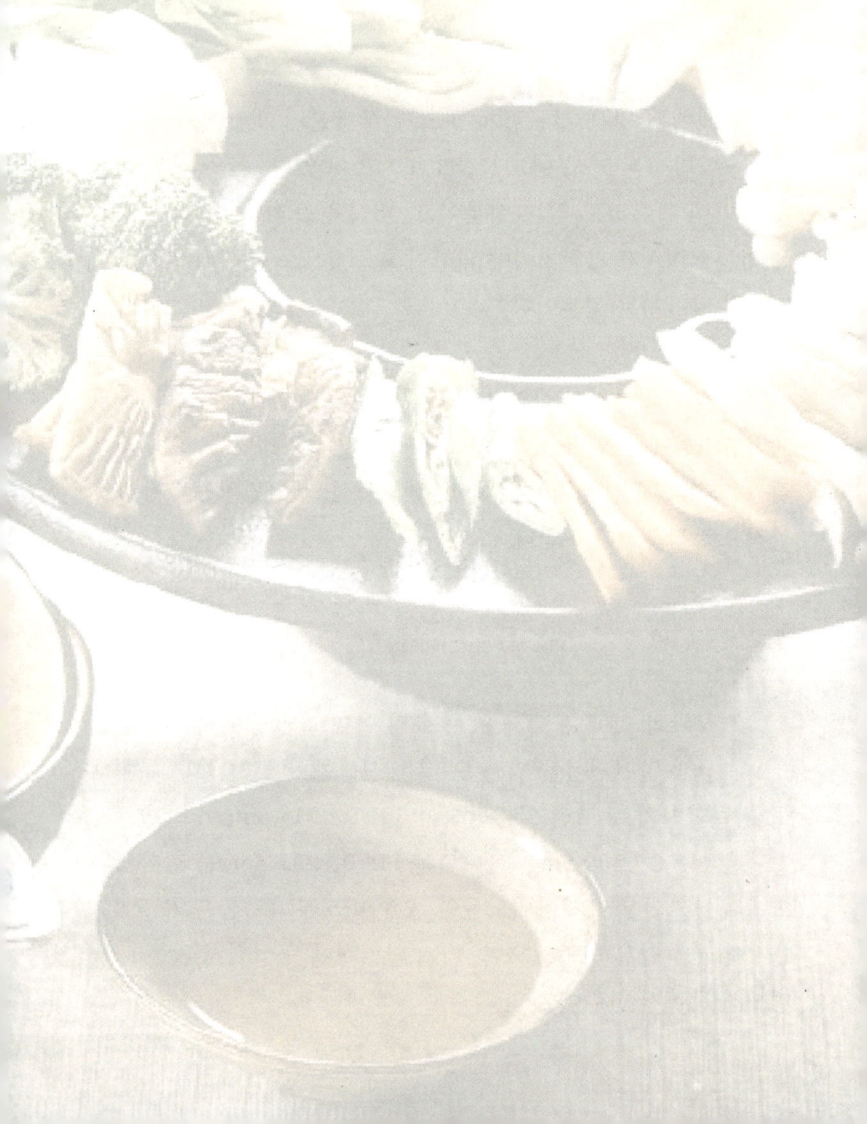

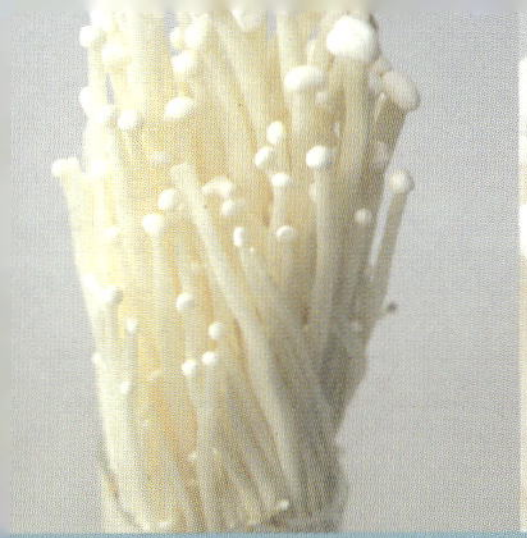
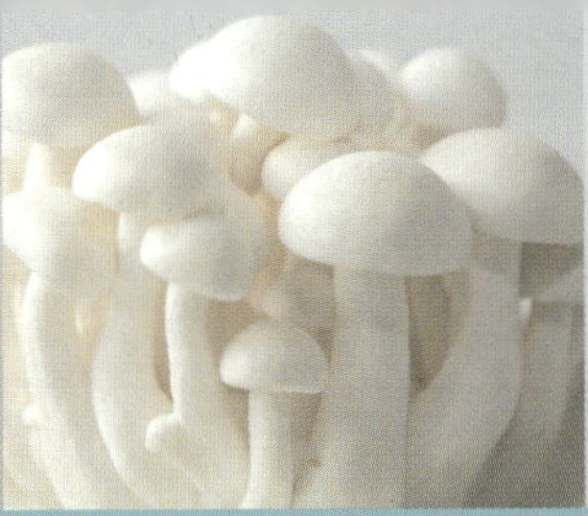
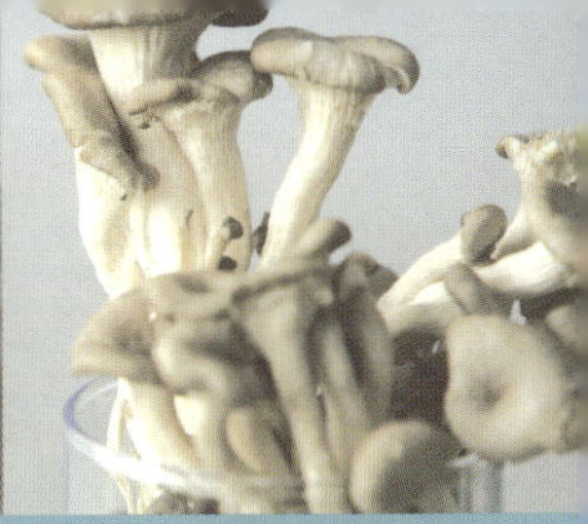

02

건강식품
버섯의 약리작용과 효과

생활습관과 질병 · 버섯의 항종양작용 · 백일송이버섯의 암 발생 예방작용 · 버섯의 항바이러스작용 · 버섯의 콜레스테롤의 저하작용 · 버섯의 항산화작용 · 일반 식용버섯의 항산화작용 · 백일송이버섯의 항산화작용 · 버섯에 의한 간장해의 억제작용 · 버섯의 그 외의 작용

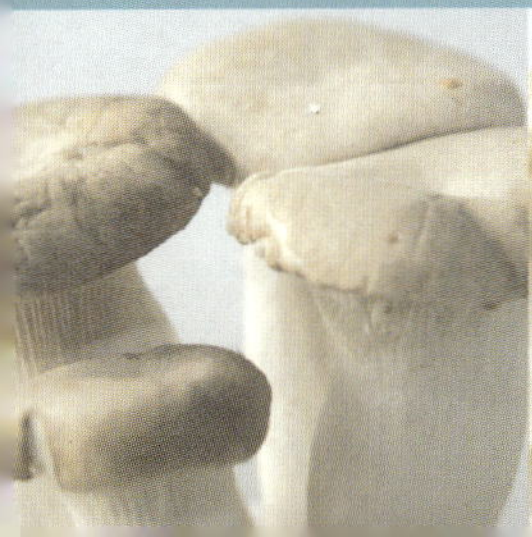
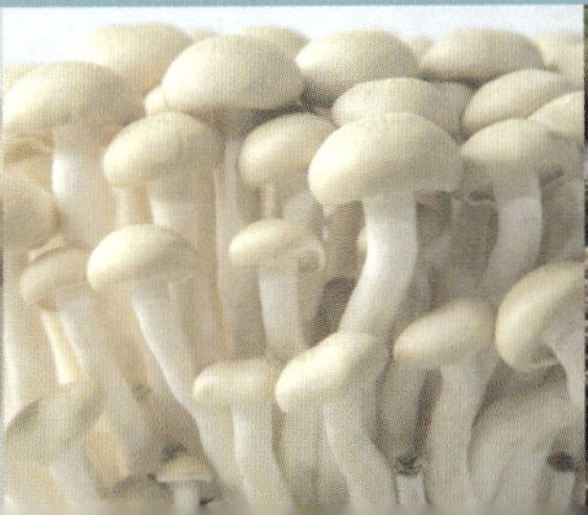
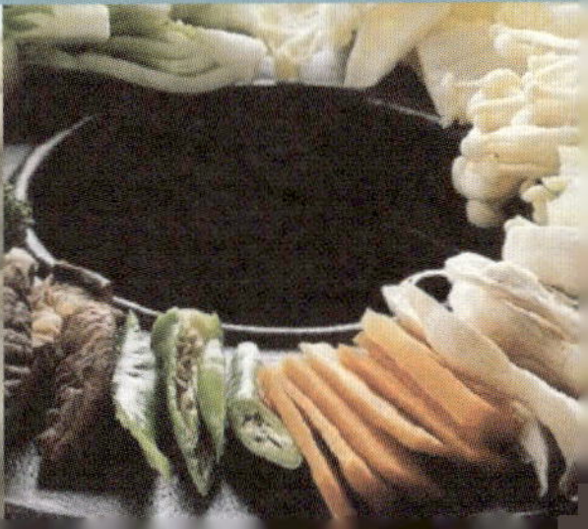

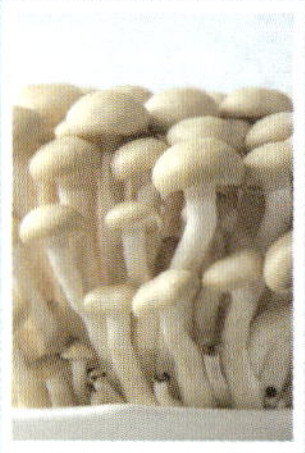

1 생활습관과 질병

우리나라는 현재 평균수명이 높은 장수국가로 되고 있으나 암, 심장병, 뇌질환, 당뇨병 등의 생활습관성 질병이 많아지고 있다.

현재 우리나라의 사망원인은 첫째는 암이고, 둘째는 80세 이상이 되면 사망원인이 심장병이고, 셋째는 뇌질환으로 죽는 경우가 많아지고 있다. 암의 원인의 3분지1은 식생활에 의하여 발생된다는 연구가 발표되고 있다. 당뇨병과 순환계질환, 비만이 식생활습관에 깊은 관계가 있는 질병이다. 우리나라도 국민소득이 향상되면서 생활양식이 급격하게 서구화되면서 비만과 당뇨병이 큰 문제가 되고 있다. 그리고 최근에 SARS 또는 AIDS 등의 새로운 감염증 병이 나와 내성균의 문제와 새로운 전염병의 예방과 치료의 대책이 필요하다.

그중 하나는 면역기능의 증진과 저하를 방지하는 일이다. 그리고 면역계, 내분비계, 뇌신경계의 내적인 불균형의 질환이 많아지고 있다. 특히 현재 사회생활에서 받는 스트레스로 인하여 자율신경계의 시스템, 백혈구의 시스템의 균형이 깨져, 암과 알레르기 등의 면역질환 또는 만성병의 원인이 된다고 생각하게 되어, 가능한 스트레스를 적게 받고, 각자가 균형이 잡힌 식생활을 하면서, 정신적으로, 신체적으로 건강을 유지하도록 노력할 필요가 있다.

식용버섯의 재배기술이 진보되면서 연중 먹을 수 있게 되고, 새로운 버섯이 많이 판매되어 소비자들에게는 어떤 버섯을 먹어야 좋은지 분별하기가 어렵게 되었다. 그러나 소비자들에게는 안전하고 안심하고 먹을 수 있는 것이 가장 중요하므로, 표고버섯, 팽이버섯, 백일송이버섯(부나시메지), 목이버섯, 느타리버섯, 양송이 등과 같이 오랫동안 먹어온 것을 선택하게 된다. 앞으로도 계속 버섯의 생리활성 또는 기능성, 약리효과 등의 연구를 과학적으로 증명할 필요가 있다.

2 버섯의 항종양작용

일본 암센터에서 버섯의 항종양활성을 계통적으로 연구를 시작하여 항종양활성을 나타내는 다당류에 관한 연구가 활발하게 진행되고 있다. 영지버섯 등과 같은 단단한 버섯이 암에 효과가 있다고 전해왔다.

식용버섯을 모아 물로 가열하여 추출한 것으로 고형암(Salcoma 180)에 대한 항종양작용에 관한 결과를 표 2.1에 나타냈다. 버섯의 추출물에 의한 고형암의 증식저지율은 표고버섯, 팽이버섯, 느타리버섯의 고형암증식저지율은 70~80%이고 목이버섯과 양송이는 불과 42%미만이다. 반면 송이버섯, 백일송이버섯(부나메세지), 상황버섯이 90%이상이었고. 그 중에서도 백일송이버섯이 가장 효과가 좋았다.

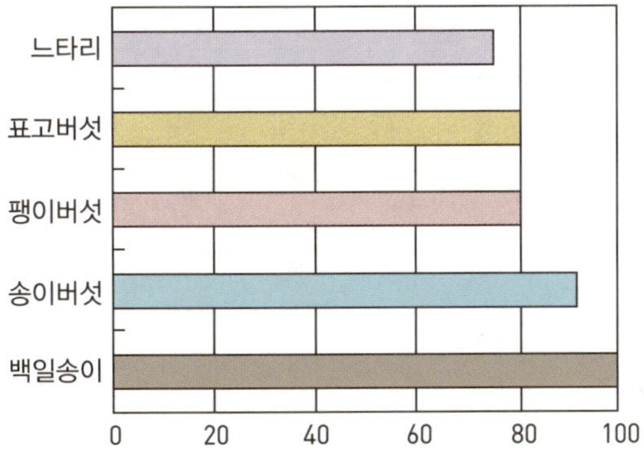

그림 2-1 암세포 증식 억제율(출처 : 일본 국립암센터 이개가와박사)

우리나라에서 보건약으로 되어 잇는 영지버섯의 한 종류인 상왕버섯은 투여한 양을 적게 하면 종양의 저지활성율이 현저하게 저하한다. 상왕버섯은 황색색소를 생산하는 것이 특징이다. 색이 있는 버섯은 독버섯이 많으므로 임상에 사용할 경우는 주의할 필요가 있다. 팽이버섯의 자실체를 가열하여 추출한 물질을 경구투여 함으로서 VX2라는 토끼의 암에 효과가 있다.

이와 같이 식용버섯을 검토한 결과 강한 항종양 활성을 나타내고 그의 작용은 직접 암을 공격하는 것이 아니라 면역기능을 높여서 간접적으로 항종양활성을 나타냄으로 BRM(Biological response modifiers, 생체반응조절물질) 또는 면역부활제라고 한다. 팽이버섯의 균사체로부터 EA6과 동족계 인프로흐라민이라고 명명한 당팹티드(분자량 13,000)를 분리하고 이 물질을 루이스패암, B-16매라노K 등 같은 계통의 종양에도 경구투여 하였을 경우 억제 효과가 있었고, 면역부활작용에 의하여 강한 항종양 작용을 나타낸다. 이와 같이 버섯의 항종양물질의 작용기작에 관해서는 마크로파아지가 활성화되거나, T세포 또는 NK세포 등의 면역담당세포의 기능이 촉진한다는 연구가 많이 보고되고 있다.

표 2-1 버섯을 가열 추출한 물질의 항종양작용

버섯이름	완전 퇴축율	평균종양 중량(g)	종양의 증식저지 율(%)
표고버섯	6/10 0/10	2.2 11.4	80.7
팽이버섯	3/10 0/10	2.1 11.4	81.1
느타리버섯	5/10 0/10	2.3 9.4	75.3
송이버섯	5/9 0/9	0.76 9.3	91.8
목이버섯	0/9 0/9	4.9 8.3	42.6
양송이			12.7
백일송이버섯 (부나시메지)			
100mg/kg×10days	6/6	0.0	100.0
30mg/kg×10days	6/6	0.0	100.0
10mg/kg×10days	3/6 0/12	2.7 9.4	71.0
상왕버섯			
200mg/kg×10days	7/8 0/8	0.2 6.8	96.7
150mg/kg×10days	2/10 0/10	4.7 9.1	49.7

▶ 종양 : Salcoma 180(ascites-solid), 동물: female ICR mice, 관리; ip, day 1 −10,

▶ 위쪽 단에 있는 버섯의 투여량은 200mg/kg×10days.

3 백일송이버섯의 암발생 예방작용

이개가와 등은 백일송이버섯(부나시매지)자실체의 건조분말을 경구투여 함으로서 Salcoma 180 고형암에 효과가 있다는 것을 확인하고, 그에 관한 발암예방실험을 하였다. 건조한 백일송이버섯의 분말을 사료에 5% 되게 첨가하여 만든 사료로 사육한 무리와 백일송이버섯을 혼합하지 않은 사료로 사육한 두 무리로 나누어 실험하였다. 사육을 시작한 일주일 뒤에 강력한 발암제인 메틸코란스렌 0.5mg을 모든 마우스에 피하주사를 하여 76주 동안 두 무리의 암의 발생 상태를 관찰하였다. 버섯을 혼합하지 않은 사료만으로 사육한 마우스는 36마리 중에서 21마리가 암이 발생하였으나, 백일송이버섯을 첨가한 사료를 먹인 마우스는 36마리 중에서 3마리만이 암이 발생되었다. 이와 같이 백일송이버섯을 섭취함으로서 암의 발생을 예방할 수 있다는 것을 알게 되었다. 이 암의 발생을 예방하는 메카니즘은 면역부활작용에 의하여 예방한다고 생각되지만 그 외에 백일송이버섯을 섭취함으로서 항산화작용에 의한 것으로도 생각할 수 있다.

하라 등은 식용 버섯을 섭취함으로써 암으로 사망하는 율에 관한 면역학적으로 지역 상관관계를 조사하기 위하여 나가노캔에서 팽이버섯을 생산하는 농가에 대하여 15년간 거쳐서 연구를 하였다. 버섯을 생산하는 농가는 일반 사람보다 버섯을 먹는 빈도가 많고 동시에 먹는 량이 많기 때문 암의 발생율이 낮고 동시에 사망율도 감소하였다는 조사 결과를 얻었다고 한다. 그리고 일본나가노캔농촌공업연구소와 일본국립암센터연구소 임상면역학부가 중심이 되어 JA후생관계의 병원의 협력을 얻어 소화기암에 관한 연구를 하였다. 버섯을 먹지 않은 사람이 위암이 되는 확율을 1.00이라고 하였을 경우, 백일버섯을 일주일 동안에 일회이상 먹은 사람은 0.56으로 낮아졌고, 팽이버섯을 일주일 동안에 3회 이상 먹은 사람은 0.66으로 낮아졌으나 표고버섯을 일주일에 위와 같이 3회 이상 먹은 사람은 0.95이었다. 이러한 결과로부터 백일송이버섯, 팽이버섯은 암을 예방하는 가능성이 있다는 결과가 보고되었다.

4 버섯의 항바이러스작용

인류의 역사가 흐르는 동안 HIV바이러스에 의한 애이즈, 서나일 열병 등 새로운 병원성이 높은 바이러스 전염병이 발견되고, SARS바이러스에 의한 신형패염바이러스가 아시아를 중심으로 위협을 느끼게 하였다. 그 외에 조류 인플루엔자 등의 동물바이러스와 새로운 바이러스가 나타나고, 병원성이 강한 바이러스가 돼지, 소 등의 포유동물에 감염되어도 잘 알지 못하는 바이러스전염병에 큰 영향을 주고 있다.

버섯류는 옛날부터 미국의 연구자에 의하여 표고버섯으로부터 마이크로바이러스, 또는 인프렌자바이러스의 증식을 억제한다고 보고되어 있다. 일본에서도 표고버섯의 포자로부터 인터펠론을 유도하는 물질로서 이중나선의 RNA가 분리되었다.

5 버섯에 의한 콜레스테롤의 저하작용

표고버섯을 섭취함으로서 혈중콜레스테롤치가 저하하고 혈압강하작용이 있다는 결과가 있다. 표고버섯, 팽이버섯, 양송이, 목이버섯은 서로 비슷할 정도로 콜레스테롤치를 저하시키는 작용이 있으나, 이들 버섯 중에서도 팽이버섯이 더 좋은 효과가 있었다는 등의 동물실험의 결과를 아라가와 등이 보고 하였다.

6 버섯의 항산화작용

지구는 산소로 쌓여 있고, 인간을 비롯하여 동물은 산소가 없이는 살수가 없다. 이와 같이 필요한 산소가 생체 안에서 활성산소로 되면 여러 곳에 해롭게 작용한다. 생물은 산소를 사용하여 효과적으로 에너지를 얻을 수 있으나, 활성산소가 되면 이 활성산소는 암, 순환기질환, 당뇨병 등의 여러 병의 원인에 관여한다고 생각하고 있다. 활성산소에는 과산화물, 과산화수소, 히드록시라디칼 등이 있다. 이러한 라디칼산소는 ESR법으로 검정할 수 있다.

6.1 일반 식용버섯의 항산화작용

식용버섯으로 활성산소를 저하시키는 작용에 관하여 ESR법을 사용하여 오카야마대학 의학부 히라마쓰 연구진에 의하여 연구하였다. 팽이버섯, 표고버섯, 느타리버섯 등의 버섯을 추출하여 농축한 농축액 대해서 비타민C를 많이 함유하고 있는 레몬즙과 라디칼 보족작용을 비교하였다. 아무것도 첨가하지 않았을 경우의 과산화물의 발생량을 100으로 하였을 때 추출농축액을 첨가하여 50%의 라디칼를 저하시키는데 필요한 양을 측정하였다. 그 결과, 과산화물 라디칼을 저하시키는 작용은 양송이, 느타리버섯, 팽이버섯이 강하고, 레몬즙의 10분의1의 양으로 저하시킬 수 있었다. 그리고 특히 산화작용이 매우 강한 히드록실라디칼에서는 양송이가 약하였으나 팽이버섯,

표 2-2 히드록실라디칼 50%로 저하시키는데 필요한 버섯추출물액의 양

버섯 추출액	히드록실라디칼을 50%저하시키는데 필요한 양(mg)
백일송이버섯	0.08
느타리버섯	0.08
표고버섯	0.60
양송이	3.50
레몬즙	0.35

느타리버섯이 매우강하고 레몬즙의 4분의1정도의 양으로 저하 효과가 있다(표 2-2).

이러한 식용버섯 중에서 표고버섯의 추출물로부터 활성산소를 저하시키는 물질을 분리한 결과 그 물질은 단백질이고 열에 대하여 비교적 안정하다고 보고되어 있다.

6.2 백일송이버섯의 항산화작용

마쓰사와 등은 백일송이버섯을 섭취시켰을 경우 항산화작용에 미치는 효과에 관하여 검토하였다. 일반사료에 백일송이버섯을 건조한 자실체를 10%가 되게 첨가하여 26일간 마우스를 사육한 다음 그의 혈청을 채취하여 아루코옥시라디칼 또는 페록시라디칼의 보족작용을 측정하였다. 후자의 라디칼에선, 혈청의 라디칼 보족작용을 촉진시킨다는 것을 알 수 있었

다. 그러나 아루코옥시라디칼에서는 백일송이버섯을 섭취한 마우스의 혈청의 보족작용이 촉진되었다. 그의 혈청중의 항산화물질은 고분자라는 것을 알게 되고, 그 결과로부터 백일버섯을 섭취하면 혈액 중에 과산화지질이 저하된다는 것이 확인되었다.

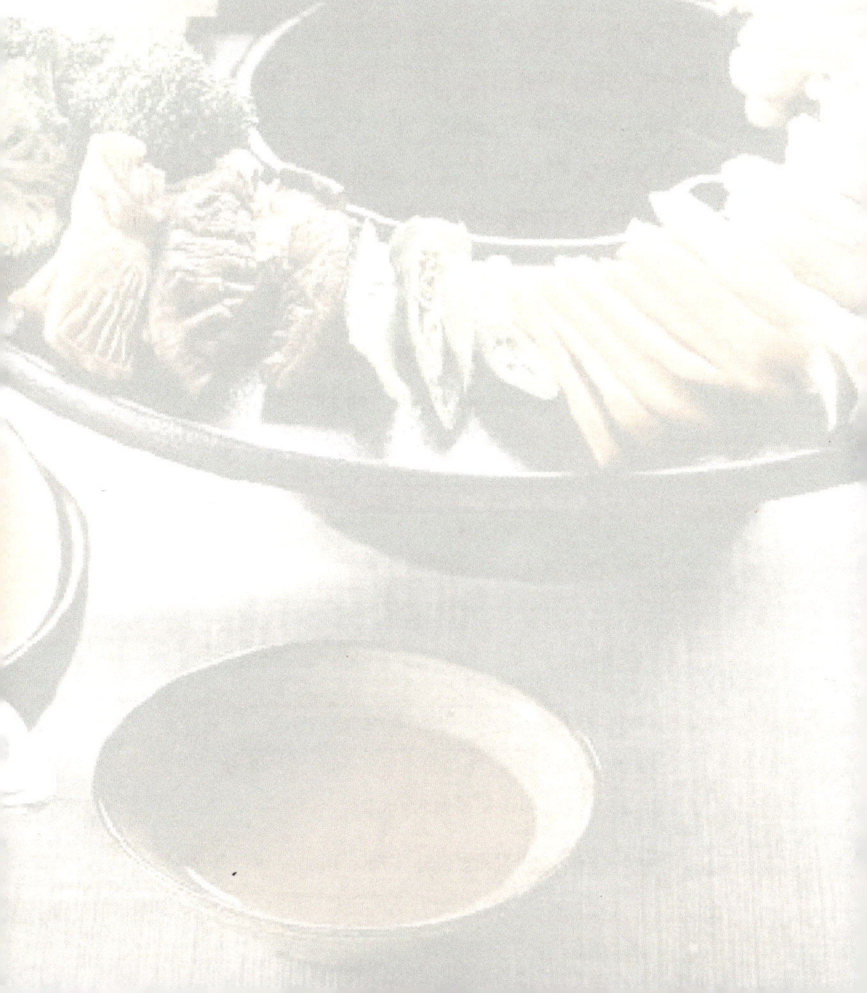

7 버섯에 의한 간 장해의 억제작용

가와기시 등은 쥐를 사용하여 버섯에 의한 간 장해억제작용 즉 간 장해를 억제하여 결과적으로는 혈액 중에 있는 ALT 또는 AST활성을 억제하는 작용에 대하여 스크리닝 하였다. 버섯을 동결건조를 한 다음 분쇄한 분말을 사료에 5% 되게 첨가 하여 2주간 자유롭게 섭취시켰다. 그 후 D-갈락토사민을 복강 내에 주사하여 간장해를 발생시키고 22시간 뒤에 해부하였다. 간장해가 일어나면 혈액 중에 알라닌아미노트란스퍼라제(ALST, 멸명 GPT)와 아스파라긴산아미노트란스퍼라제(AST, 별명 GOT)의 활성이 상승한다. 그러나 느타리버섯, 표고버섯, 백일송이버섯, 팽이버섯, 목이버섯 중에서 목이버섯 이외에의 버섯이 대조구인 간장해를 발생한 쥐의 효소활성에 대한 ALT 활성의 상승을 억제시켰다. AST에에 대해서도 같은 활성을 나

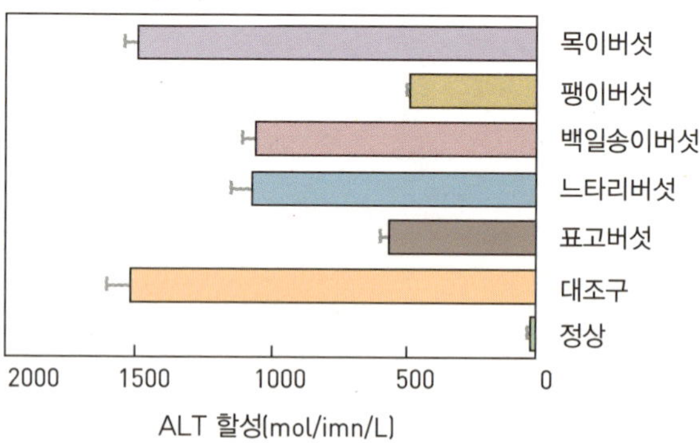

그림 2-2 간장해활성의 억제에 미치는 버섯의 영향

타냈다. 그 중에서도 간장해 효소활성을 강하게 억제한 것은 표고버섯, 팽이버섯이다.

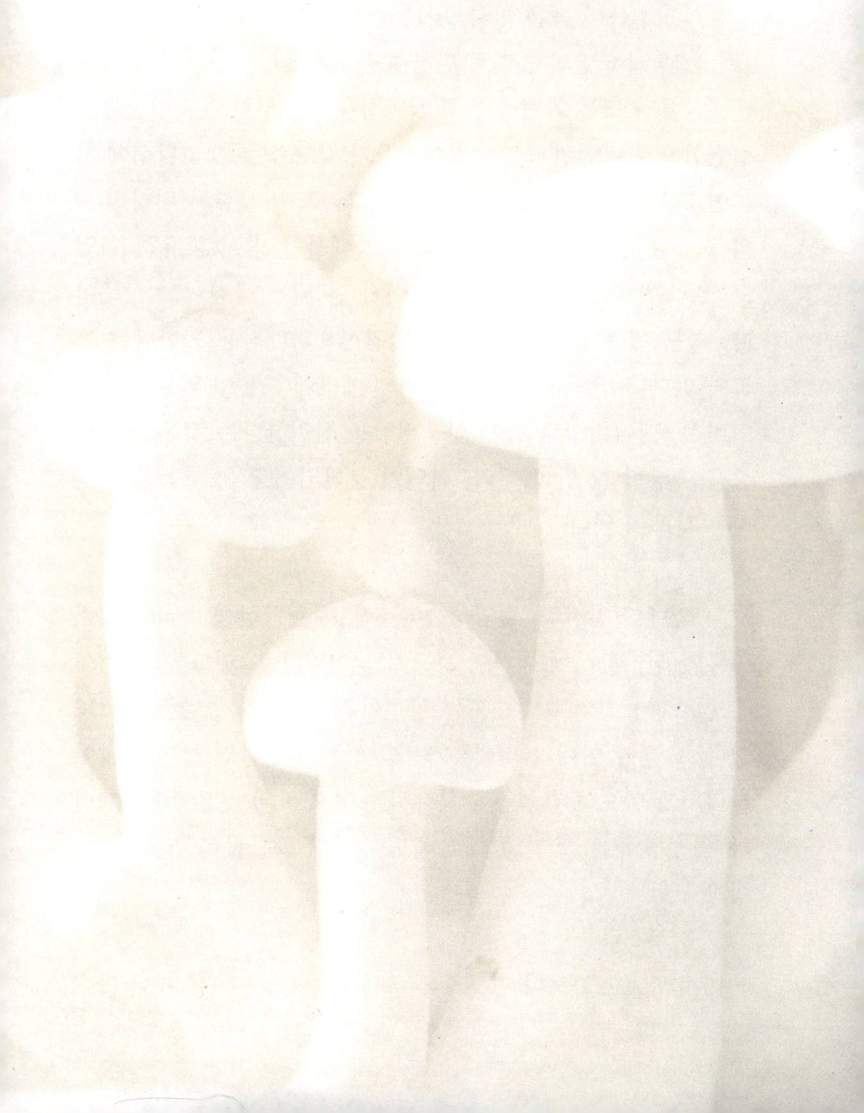

8 버섯의 그 외의 작용

국민소득이 높은 미국, 일본 등의 국가와 우리나라는 비만과 당뇨병의 증가로 인하여 문제가 되고 있다. 식용버섯은 -글루칸 또는 키틴질 등의 식이섬유가 풍부함으로 이것들을 섭취함으로서 일반적으로 식이섬유가 갖고 있는 생리활성에 기본이 되는 작용을 기대할 수 있다. 그리고 버섯류는 비타민 D의 전구물질 프로비타민인 에르고스테롤을 많이 함유하고 있고, 칼슘이 뼈를 형성하는데 없어서 안 되는 물질이고 시품이다. 최근 에르고스테롤은 암의 혈관신생저해작용을 한다는 보고가 있다. 이와 같이 생활습관병의 예방에 도움이 되는 백일송이버섯, 팽이버섯과 같은 식용버섯을 섭취한다는 것은 골다공증을 예방할 뿐 만 아니라, 혈액이 분산되어 피의 흐름을 개선하는 작용이 있다.

그 외에 혈압강하, 혈압상습억제작용, 혈당상승억제 등 여러 종류의 생리활성에 대하여 보고가 되어있다. 그리고 어떤 버섯은 혈소판응집억제작용 또는 항변이원성작용이 있다는 보고도 있다. 그뿐만 아니라 버섯류가 생산하는 항생물질 들이 수많이 분리되고 있으나 감염증에 치료하는 약으로 된 것은 없다. 그러나 버섯류에는 특정된 테르페노이드계 화합물이 분리 되고 있다.

버섯류를 포함하여 진균류에는 신경계에 작용하는 것이 많이 알려 져 있다. 그리고 일본암센터에서 연구한 결과에 의하면 EEM(식용버섯의 추출물)을 이용하여 임상하에서도 QOL의 개선, NK활성 등 면역기능의 촉진, 화학요법제과의 병용효과 등이 인정되고 있다.

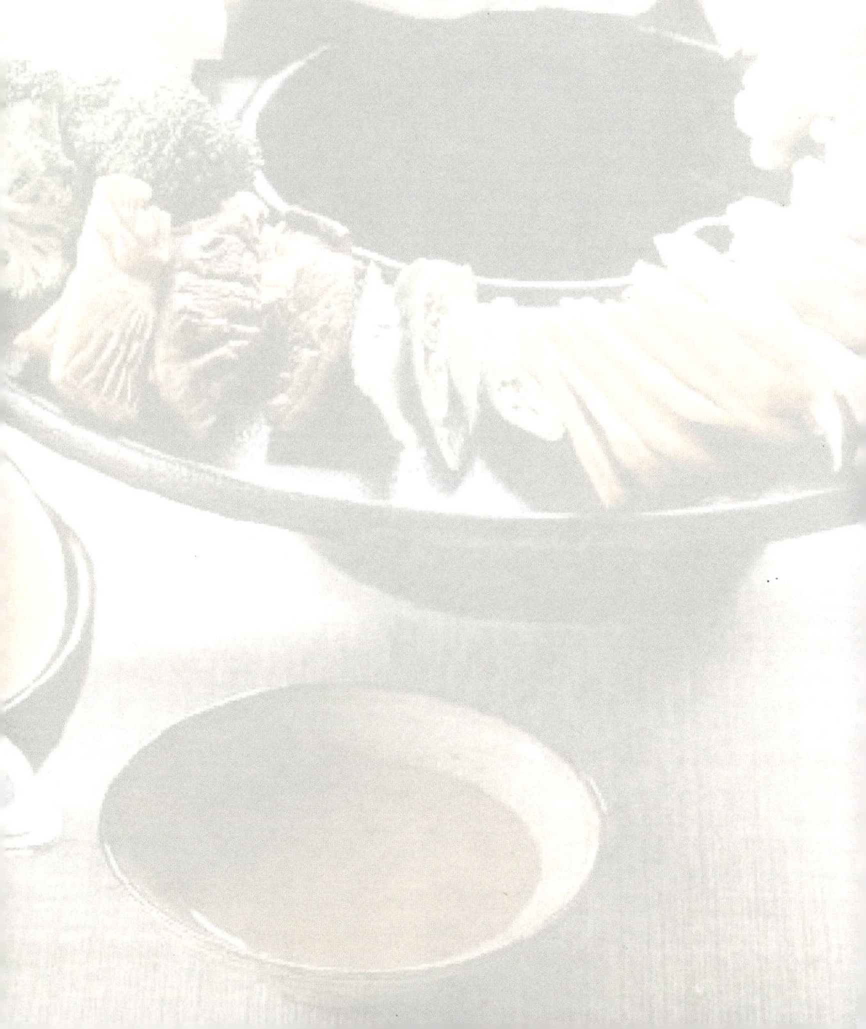

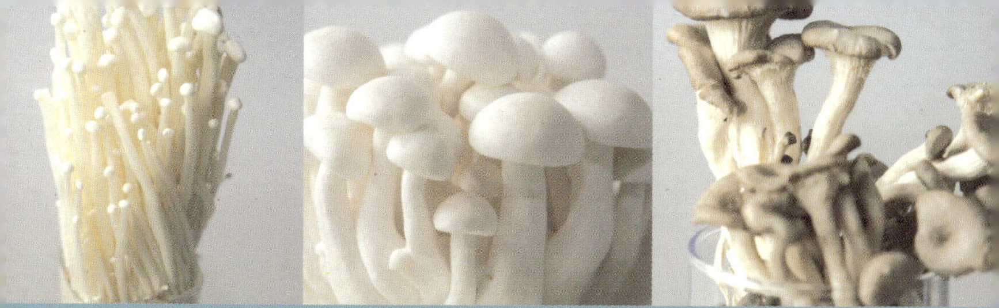

03

건강식품

버섯의 생활사

생활습관과 질병 · 버섯의 항종양작용 · 백일송이버섯의 암 발생 예방작용 · 버섯의 항바이러스작용 · 버섯의 콜레스테롤의 저하작용 · 버섯의 항산화작용 · 일반 식용버섯의 항산화작용 · 백일송이버섯의 항산화작용 · 버섯에 의한 간장해의 억제작용 · 버섯의 그 외의 작용

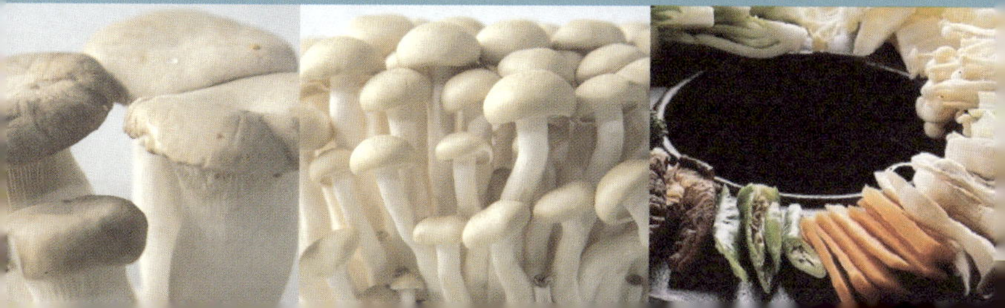

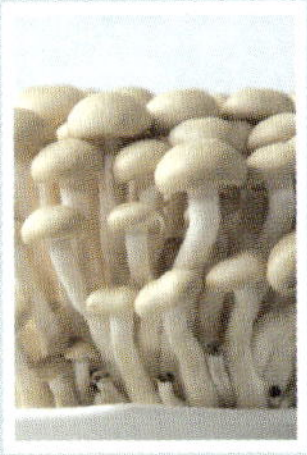

버섯은 담자균류에 속하고, 담자균류는 담자포자라는 유성포자를 담자기의 끝에 만든다. 담자기는 그림 3-1 과 같이 전형적인 곤봉모양을 한 동담자균류와 담자기에 격벽이 없고 담자기가 부정형이고 가끔 격벽이 있는 이담자균류의 두 종류의 아강으로 나눈다. 균사에는 격벽이 있고 클렘프콘커넥션을 형성하는 경우가 많다.

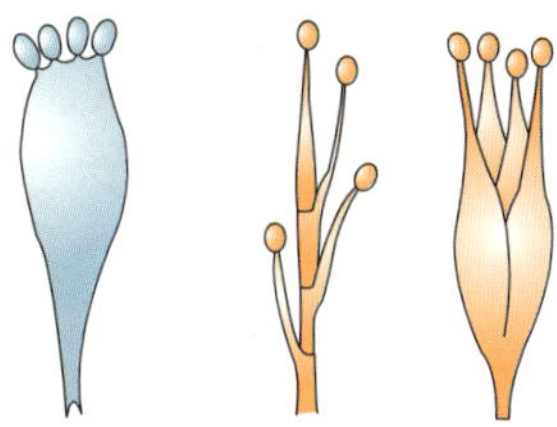

그림 3-1 담자기의 형태

담자균류에는 대부분의 버섯이 포함된다. 버섯이라는 이름은 진균류의 포자를 착생하는 자실체가 눈으로 볼 수 있을 정도로 크게 분화가 발달한 것의 이름이고, 담자균류 이외에 일부는 자낭균류에 속한다.

식용버섯으로 알려져 있는 것은 거의 모두가 동담자균류이고, 이 균류에는 송이버섯(Trichoroma mat-sutake), 표고버섯(Lentinus edodes), 팽이버섯(Fla-mmulina velutipes),느타리버섯(Pleurotus ostreatu-s), 양송이(Agaricus bisdporus) 등이 있다. 독버섯에는 광대버섯(Amanita muscaria), 말광대버섯(Ama-nita phallcides) 등이 있다.

버섯은 식용, 약용 등에 한정되어 사용하고 있고, 셀루라제(섬유소분해효소)의 작용이 강하고, Lysine을 생산하는 것도 있다. 그 외에 식물병원균인 Ured-inales(녹균목)과 Ustilaginales(깜부기균목) 등이 있다.

버섯의 생활사는 그림 3-2 와 같다. 자실체에 형성된 담자포자가 발아하면 1핵균사(1차균사)가 되고, 일반 곰팡이와 같이 균사집락을 만든다. 유전자형이 다른 2차균사가 융합하면 두 핵이

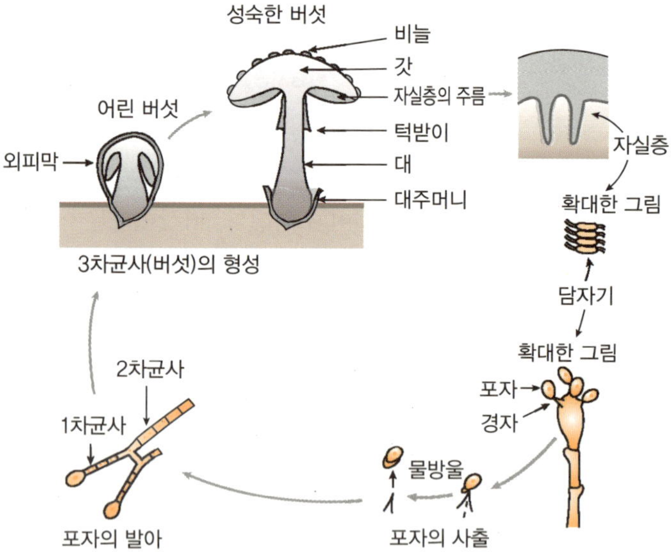

그림 3-2 버섯의 생활사

융합되지 않은 2핵균사(2차균사)가 형성되는데 이 균사는 클램프 콘넥숀에 의해서 두 핵이 동시에 분열하면서 정확하게 2핵상태를 유지한다. 2핵균사는 영양, 빛, 온도 등의 환경조건이 갖추어지면 자실체인 버섯이 된다.

자실체가 갓 모양으로 된 것이 가장 흔하게 볼 수 있는 형태이며, 이 자실체의 뒷면에 주름이 있는 갓과 자루(균병)가 중요한 부분이고, 그 외에 자루의 아래 부위에 덮개막과 위쪽 부위에 균륜이 있다. 전자는 버섯이 발생한 초기의 균뇌의 피막이 자루에 그대로 부착하여 남은 부분이며, 후자는 초기 주름을 닫고 있던 엷은 막이 자실체가 성장해서 자루위에 남게 된 것이다. 갓의 주름 양쪽에 많은 담자기가 배열된 자실층이 형성되고 담자기 속에는 두 핵이 유합한 다음 곧 감수분열열하여 네 개의 담자포자를 형성한다.

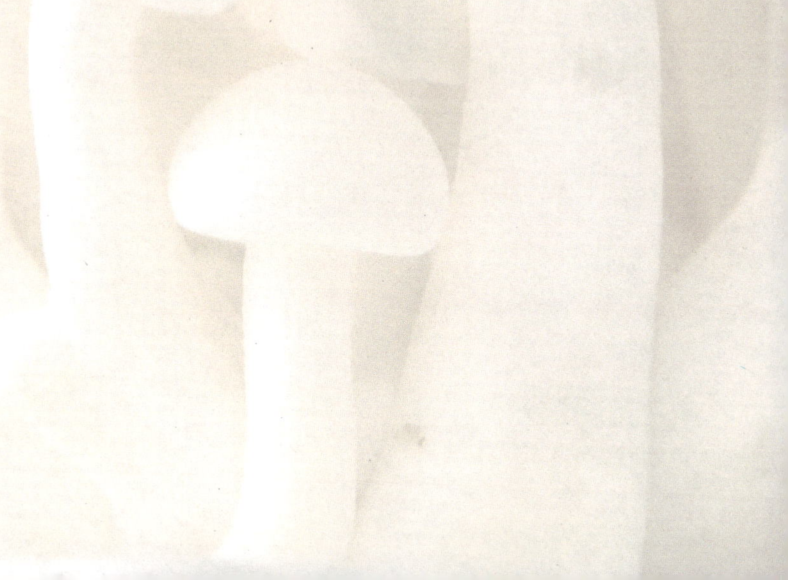

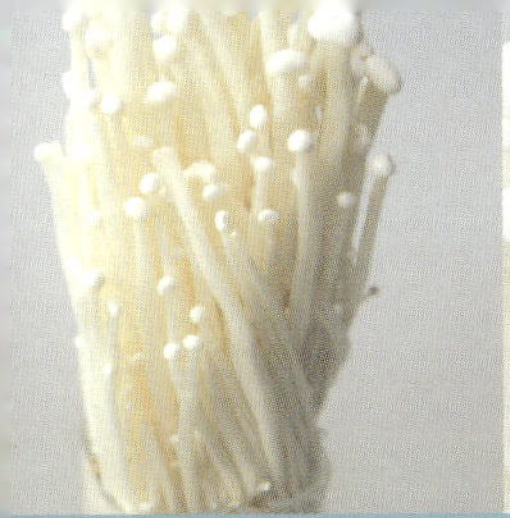
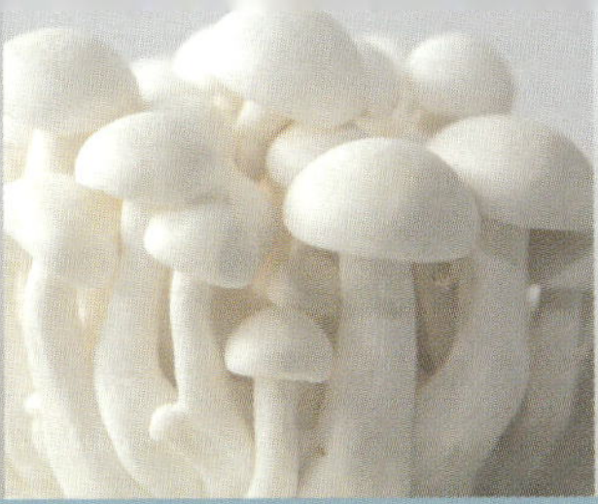
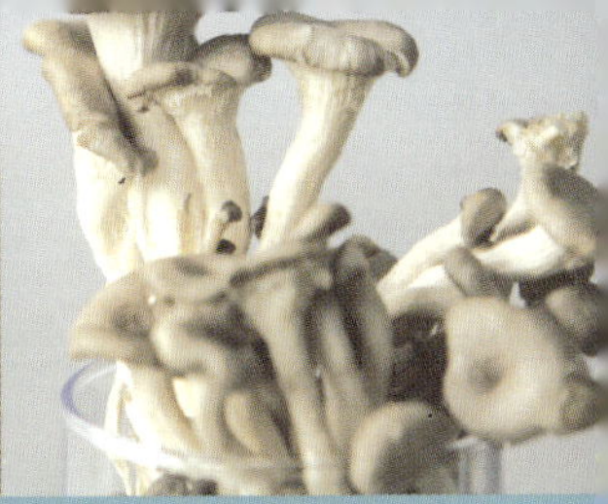

04

건강식품
버섯의 재배

버섯의 영양과 생리 · 자실체의 발생과 환경조건

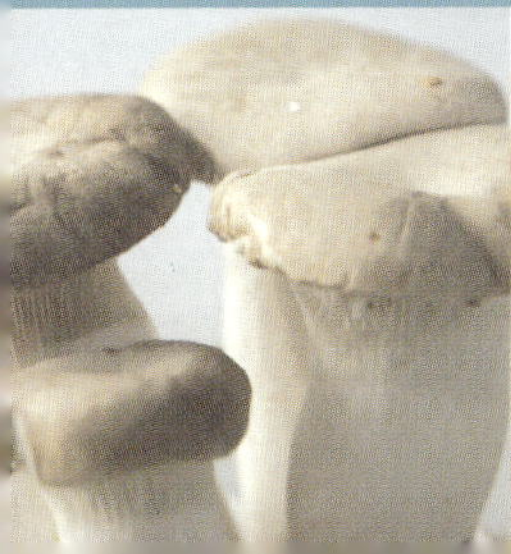
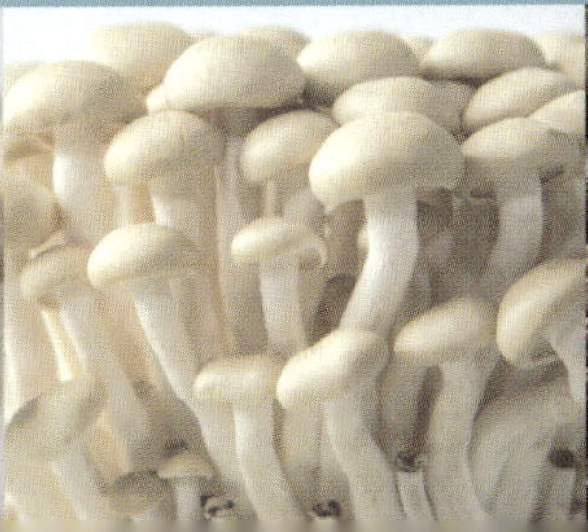
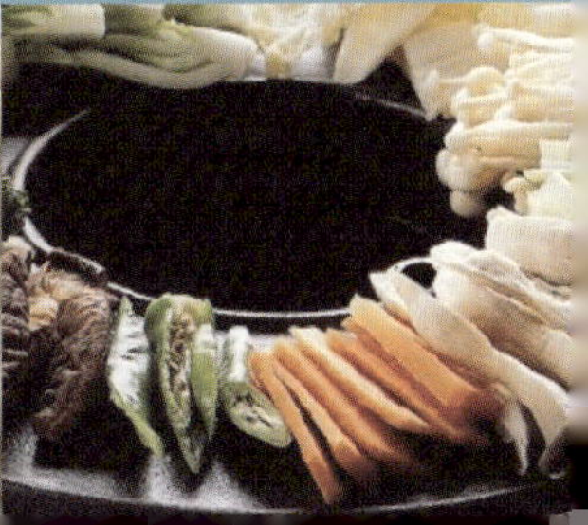

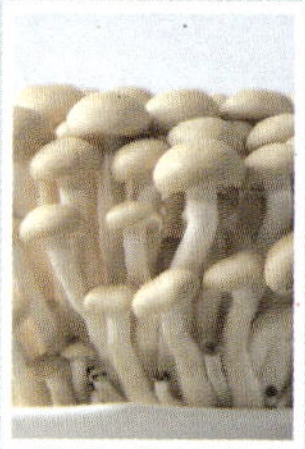

1 버섯의 영양과 생리

버섯은 살아 있는 나무, 죽은 나무, 부식된 식물을 영양분으로 하여 성장하나, 영양분의 섭취방법에 따라 활물기생균과 사물기생균으로 나눈다. 활물기생균은 주로 살아 있는 나무뿌리에 균근을 형성하고 수목이 동화작용으로 생성된 영양분을 균근으로부터 받아 들여 자란다. 송이버섯은 여기에 속하나 영양으로 이용하는 능력이 없고 살아 있는 식물체에서 생합성된 당과 아미노산 또는 생육인자가 없으면 생육하지 못한다. 그러므로 현재 인공재배는 물론 실험실에서도 이 재배가 매우 어렵다.

한편 사물기생균은 죽은 나무, 낙엽 등과 같이 죽은 식물체와 분해물에 포함된 성분을 영양분으로 하여 생장하고, 버섯을 형성하는 것으로 표고버섯, 팽나무버섯, 느타리버섯, 백일송이버섯 등과 같이 인공재배하고 있는 것은 여기에 속한다. 이들 버섯 중에는 액체와 화학합성배지에서 재배하는 것이 가능한 것도 있고, 현재 이러한 연구가 진행되고 있다.

1.1 버섯의 배지

버섯의 인공배지는 원목, 톱밥, 볏집, 보리집, 퇴비 등이 사용된다. 이 들의 주성분은 섬유소이고, 섬유소는 셀루라제(섬유소분해효소)에 의하여 분해된 다음 버섯이 생육하는데 필요한 주영양원이 된다.

질소화합물은 대부분 단백질을 포함하고 있으며, 버섯은 이것을 분해하여 흡수 이용하나 팽나무버섯과 느타리버섯은 섬유소연양원만으로는 불충분함으로 쌀겨, 옥수수를 섞어야 한다. 그리고 티아민과 그 외에 비타민 또는 미량의 성분도 버섯의 생육에 필요한 중요한 성분이다.

1.2 버섯의 대사

배지 중에 있는 섬유소와 전분은 글루코오스로 분해되어 영양균사에 흡수되고, 그의 일부는 호흡대사에 사용하고 일부는 세포벽구성성분, 당, 알코올, 글라이코겐, 트레할로스 등으로 변화한다. 생성된 당, 알코올, 글라이코겐, 트레할로스의 일부는 영양균사의 생육에 사용한다. 그리고 일부는 자실체를 형성하고 완숙시키는데 이용된다. 배지 중에 함유되어 있는 단백질은 영양균사 안에서 생합성된 단백질분해효소를 균체의 밖으로 분비하여 이 효소에 의하여 아미노산으로 분해되고, 배지 중에 있는 아미노산은 모두 균사에 흡수되어 단백질과 카이틴, 핵산관련물질 등을 합성하는데 사용된다. 미량의 무기염과 비타민류도 생육인자로서 필요하고, 균사는 티아민에 의하여 생육이 잘 된다(그림 4-1).

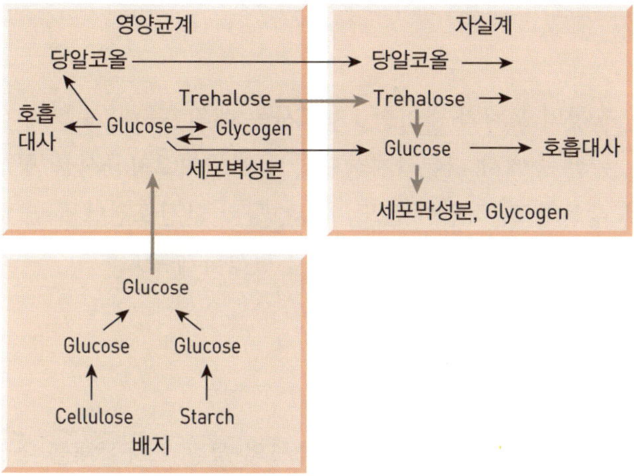

그림 4-1 버섯의 탄수화물대사

2 자실체의 발생과 환경조건

버섯의 포자가 발아한 1차균사는 배지, 목재, 또는 부식물질 중에서 다른 1차균사와 융합하여 2차균사를 형성한 다음 생육하고, 적당한 온도, 수분, 등의 환경조건에 두면 급속히 생리적 변화를 일으켜 자실체를 형성하게 된다.

2.1 온도

영양균사가 생육하는 영양균사의 성장과 자실체를 형성하는 생식성장에서는 그의 최적온도가 다르고 일반적으로 자실체를 형성할 경우의 온도는 영양균사의 생육최적온도보다 낮으나 모든 버섯에 반드시 적용되는 것은 아니다.

2.2 수분

일반적으로 자실체의 발생, 생육에는 균사의 생장기보다도 많은 양의 수분과 충분한 대기습도를 필요로 하고, 버섯의 종류에 따라 반드시 일정하지 않으나, 자실체의 생육에는 일반적으로 80～90%의 습도가 적당하다.

2.3 광선

아미스기버섯은 자실체를 형성하는데 빛이 반드시 필요하다. 일반 버섯도 어느 정도 빛을 요구한다. 표고버섯은 나무의 양지쪽에 있는 표면에는 다수의 표고버섯이 발생되나 음달 쪽에 있는 표면에는 거의 발생되지 않거나, 발생해도 균병이 길고 굽어져 모양이 나쁜 자실체가 생긴다.

2.4 장해물

인공재배에서는 자실체는 배양기 또는 기벽에 접혀 형성된다. 이것은 균사의 생육, 기균사의 형성촉진 장해물과의 접촉, CO2농도의 변화 등이 원인이라 생각하나 아직 확실하지 않다.

2.5 영양물질

자실체의 형성은 배지 중에 있는 영양분이 줄어들어 일정한 농도 이하가 되면 일어난다. 그리고 배지 중에 있는 탄소원과 질소원의 농도의 비율이 자실체를 발생하는데 영향을 준다.

2.6 탄산가스

배양할 때 배양기 중에 CO_2의 농도를 높이면 자실체의 어린버섯의 형성이 억제되고, CO_2가 전혀 없을 경우에도 억제 되므로 자실체를 형성하는데 필요한 CO_2함량은 0.02-0.10%가 적당하다.

2.7 생리활성물질

버섯을 단일 균주만으로 배양하면 자실체를 형성하지 않는 것도 다른 미생물의 배양액을 첨가하면 자실체가 형성된다고 한다. 양송이 표고버섯, 팽이버섯, 느타리버섯의 어린 자실체로부터 추출한 액은 버섯 Marasmiua sp.의 어린 버섯의 형성을 유도한다고 보고되어있다. 그리고 담자균 자체의 자실체의 추출액에 의하여 자실체가 발생하는 경우도 있고 이것을 FIS(fruiting inducing substance)라고 한다. 또 방선균의 한 종류인 Streptomyces naniwaensis의 재배액으로 부터 얻은 프로테아제(protease, 단백질분해효소)의 저해제, S-PI이 표고버섯을 비롯하여 팽이버섯, 느타리버섯 등 담자균의 자실체 형성을 촉진시킨다.

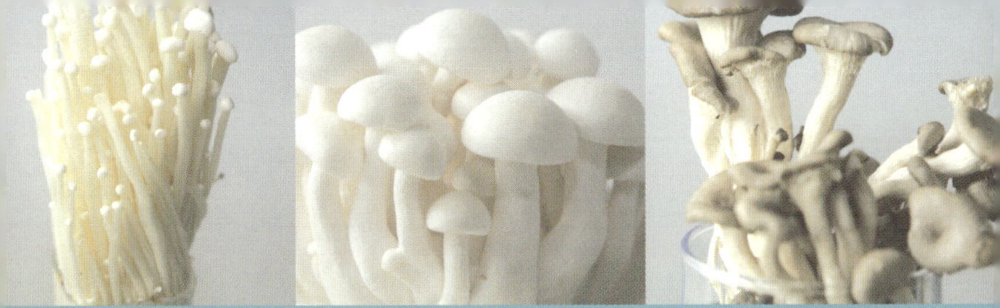

05

건강식품

식용버섯의 배양법

표고버섯 · 팽이버섯 · 느타리버섯 · 백일송이버섯

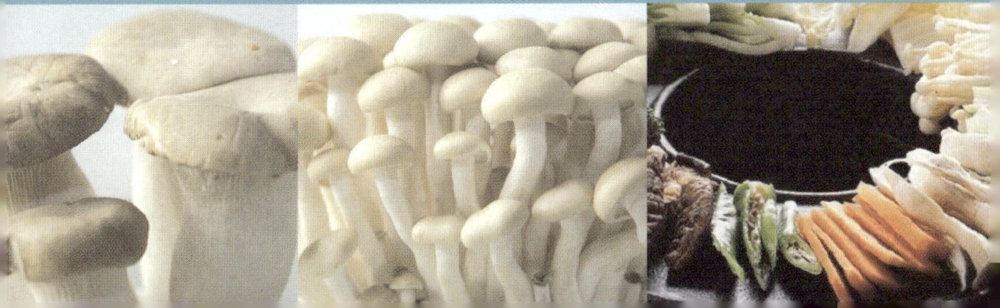

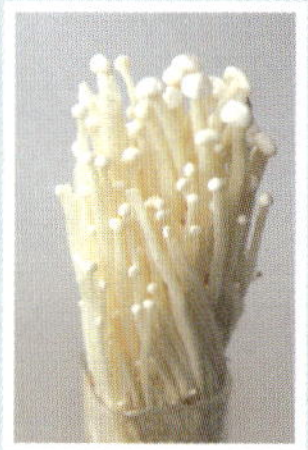
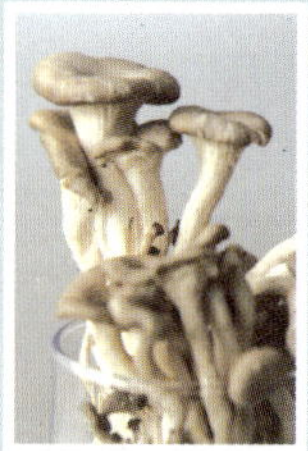
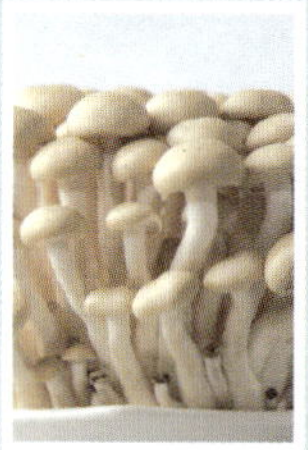
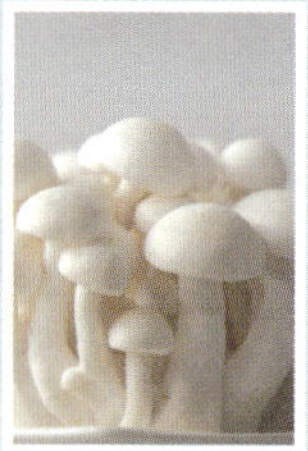

1 표고버섯

표고버섯(*Lentinus edodes*)은 식용버섯으로서 중요한 버섯이다. 현재까지 참나무를 사용하여 재배하고 있으나 대패밥, 톱밥을 사용한 병재배법과 상자재배법에 대하여 검토되고 있다. 영양균사를 25°C정도에서 잘 생육시킨 다음 10~15°C의 저온실에 옮겨서 저온자극을 주면 자실체가 발생한다. 참나무에 접균한 6~12개월 후부터 자실체는 봄과 가을에 2번 발생하고 수년간 계속해서 발생한다.

최근 재배실의 온도와 습도를 인공적으로 조절하여 가격이 비싼 시기에 버섯을 발생시켜 시장에 출하하는 방법이 있다. 최근에는 팽이버섯과 같이 대패밥과 톱밥을 사용한 병과 상자로 배양하는 방법을 일부 실험적으로 검토하기 시작하고 있다. 이 방법으로는 균을 접종한 다음 수확할 때까지 50~80일 정도 걸리며 계절에 관계없이 재배할 수 있는 장점이 있다. 그리고 새롭게 진보된 방법은 발효탱크에서 균체를 심부방법으로 생육시킨 다음 적당한 용기에 균사를 옮겨 자실체를 발생시키는 방법이 있으나 아직 자실체의 모양이 나빠서 문제가 있다.

2 팽이버섯

팽이버섯(*Flammuliana elutipes*)은 나무 조각, 톱밥을 사용하여 병에서 재배하고 있다. 배양하는 방법은 17°C정도의 저온에서 영양균사를 잘 생육시키고, 표면에 있는 오래된 균사를 제거하고, 10~13°C정도에서 발이시킨 다음, 4~5°C의 억제실에 넣는다. 그 후 7~8°C에 옮겨 자실체를 발생시키는 방법으로 한다. 이 균은 자실체 발생할 때 배지의 pH가 중성 - 약알칼리성이 되므로 세균의 오염이 잘 되기 쉬움으로 오염에 대한 대책이 중요하다.

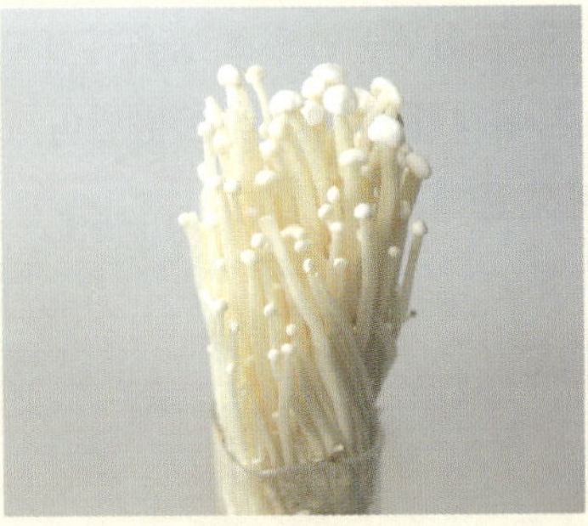

팽이버섯

3 느타리버섯

느타리버섯(*Pleurotus ostreatus*)을 나무조각 또는 톱밥으로 병에 재배하는 방법은 일반적으로 사용하는 방법이다. 이 재배는 800ml 요량의 폴리프로필렌으로 만든 병에 톱밥을 넣고 20~30% 정도의 쌀겨를 혼합하고 수분이 60% 정되게 조절한 것을 넣어 살균한 다음 미리 중심에 열어놓은 구멍에 종균을 무균적으로 접종한다. 이것을 20~23°C에서 26일정도 배양하면 균사가 전체에 퍼진다. 그 다음 표면에 오래된 균을 제거하고 침수하면 발아 한다. 13°C에서 일주간 방치하면 병의 입구 전체에 자실체의 어린버섯이 형성되고 다시 일주간 배양하면 성숙된 자실체가 된다. 이러한 방법은 좁은 토지면적에서 연중 재배가 가능하다. 그러나 원목에 재배하는 방법은 넓은 토지가 필요하고 계절에 제한이 있어 기후의 조건에 좌우되기 쉽다. 반면 크고 좋은 버섯을 수확할 수 있는 장점이 있다.

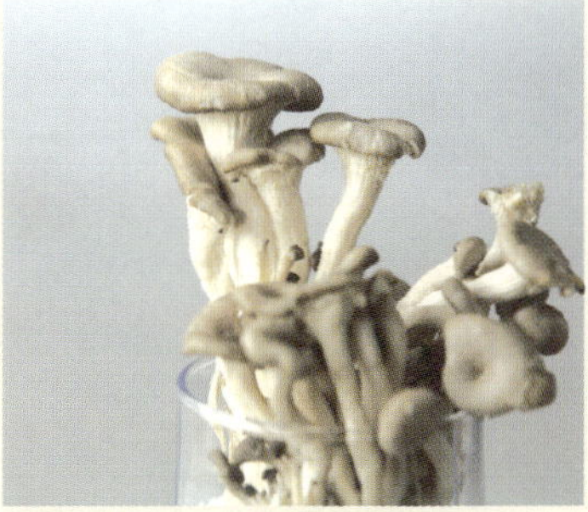
느타리버섯

4 백일송이버섯

백일송이버섯(*Hypsizygus marmoreus*)의 병재배 방법이 최근 개발되어 사용되고 있으나, 균일한 재배조건을 만들기 위한 배지의 선택과 종균의 관리가 중요하다. 배지에는 톱밥, 미강, 대두피 등으로 조제하여 사용하는 것이 일반적이다. 백일송이의 배양조건은 20~25℃로 배양하면 약 80일 후 영양균사가 배양된다. 배양 후에는 접종한 상부의 노화된 균을 제거하고 침수하면 발이가 유도되는데, 이때 온도와 습도의 관리가 중요하며, 광의 조사시간과 광도에 따라 발아되는 모양과 개체수 등의 특성이 달라지므로, 세밀한 관리가 필요하다. 발이 후 15~20℃, RH 95~99%로 조절하여 관리하면 균일한 자실체를 재배할 수 있다. 종균이 외부환경에 민감하므로, 위생관리와 생육환경의 조절이 버섯 생산량과 품질에 가장 중요한 부분이다. 백일송이 버섯은 종균을 접종하고 나서 수확하기까지 100일 이상 소요되어, 애느타리(40일)이나 팽이버섯(55일) 등에 비하여 재배 기간이 훨씬 길다.

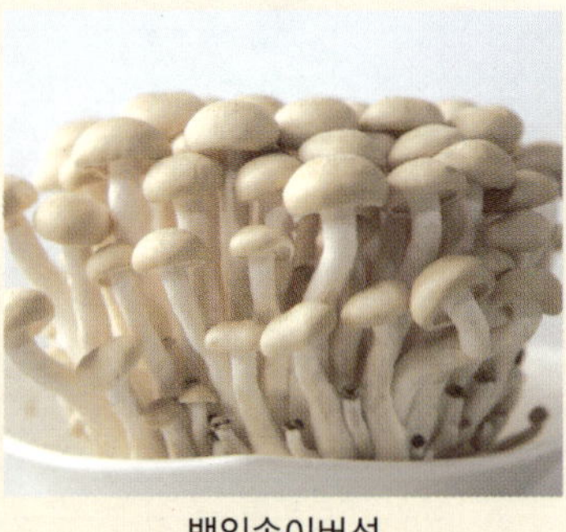

백일송이버섯

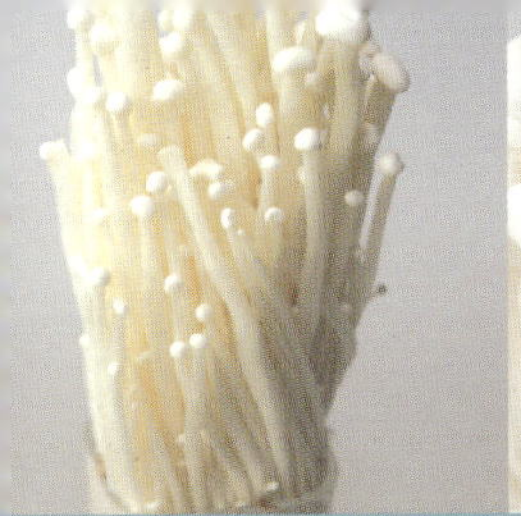
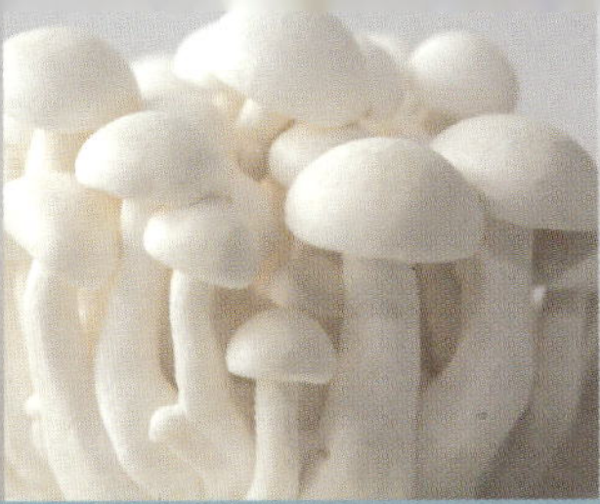
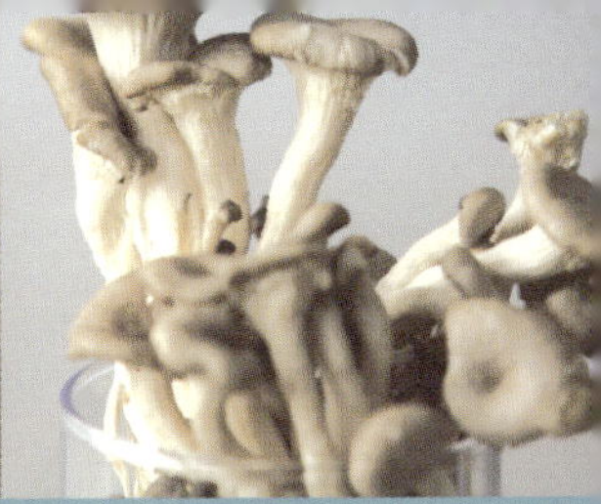

06

건강식품
버섯을 이용한 요리

백일송이 영양밥 · 백일송이 바지락 전골 · 백일송이 얼근탕 · 백일송이 장조림 · 백일송이 파브리카 잡채 · 백일송이 궁중 떡볶이 · 백일송이 골뱅이 녹차무침 · 백일송이 토마토 치즈 스파케티 · 백일송이 허브 샐러드 · 배일송이와 낙지 죠스이 · 백일송이를 이용한 칼국수 · 백일송이 연어 스크램블드에그 · 백일송이 새우 죽 · 모든 백일송이 잡채 · 뚝배기 백일송이 불고기

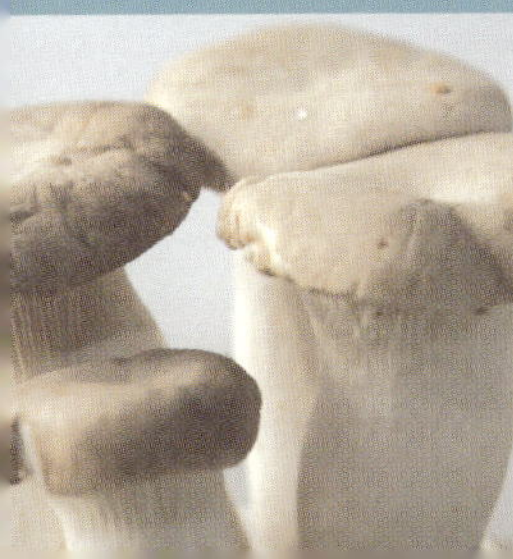
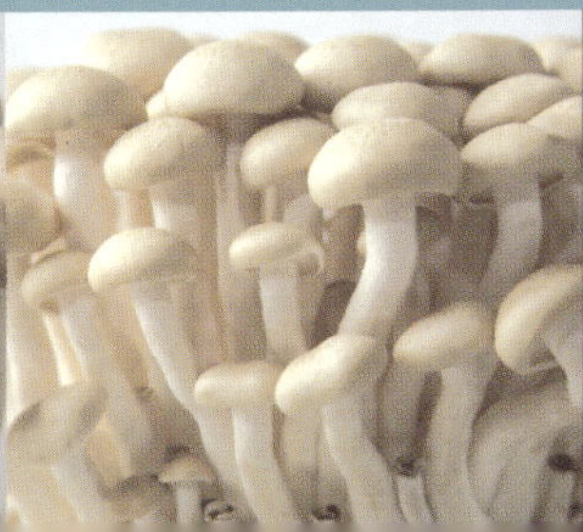
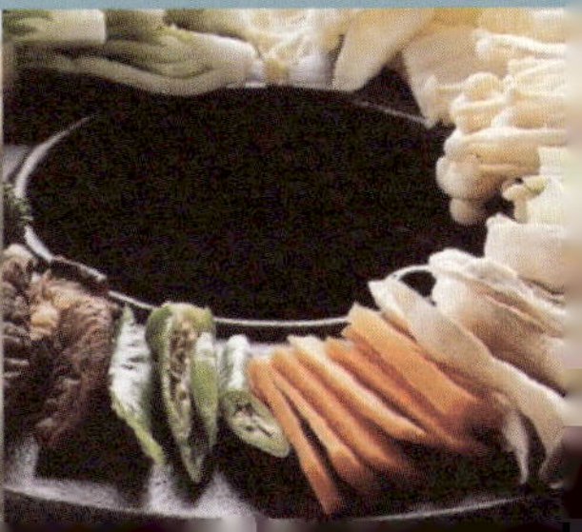

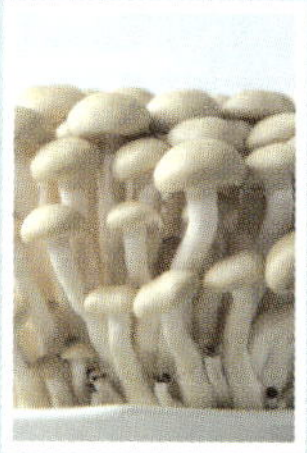

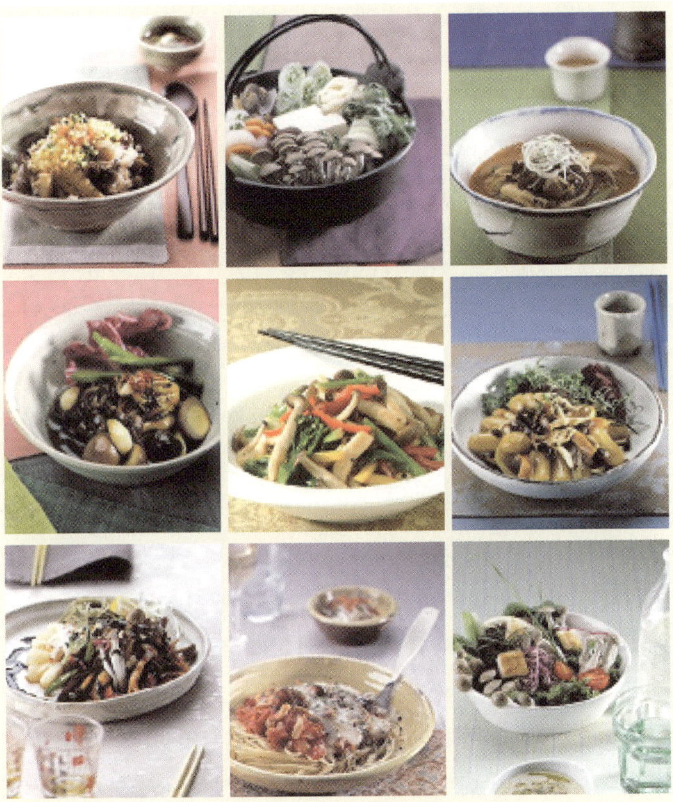

백일송이를 이용한 요리

(1) 영양밥 (2) 바지락전골 (3) 얼큰탕
(4) 장조림 (5) 파프리카잡채 (6) 궁중떡볶이
(7) 골뱅이녹차무침 (8) 토마토치즈스파게티 (9) 허브샐러드

버섯을 사용한 요리법에 관해서는 일반적으로 많이 알려져 있다. 최근에 우리나라에서 항암예방효과가 높다고 알려진 백일송이버섯의 재배하는 방법이 확립되어 시판하기 시작한 백일송이버섯을 사용하여 요리하는 방법에 관하여 중점을 두어 지필하기로 하였다.

백일송이 버섯은 이미 아려진 식용버섯과 같이, 된장찌개, 칼국수, 버섯탕, 샤브샤브, 누룽지탕, 갈비찜, 구절판, 잡채, 낙지탕, 버섯찜밥, 잡채, 전골 등 여러 곳에 사용할 수 있다.

일반 버섯의 재배기간은 50일정도이나 백일송이 버섯은 그의 2배인 100일이 필요하기 때문에 백일송이버섯이라 부르기 시작되었다고 생각된다. 백일송이의 갓은 1～2cm 정도로 옆에서 보면 거의 반구 형태를 하고 있고 색은 희거나 연한 갈색을 띤다. 기둥의 길이는 9cm 정도로 가늘고 길어 팽이버섯과 비슷한 모양이다. 조직이 치밀하고 단단한 편이라 조리를 한 다음에도 숨이 죽지 않아서 촉감이 쫄깃하고 형태도 그 대로 유지되기 때문에 볶음요리에 사용하는데 적당하다. 날것으로 먹을 경우 쓴 맛이 있으나 익히면 단백하고 고소한 맛이 살아나서 조리해서 먹는 요리에 더욱 어울리는 버섯이라고 할 수 있다.

백일송이 버섯은 지방이 적고 단백질, 섬유질이 풍부해서 다이어트 식품으로 사용하기에알 맞으며, 칼슘을 비롯한 철분, 칼슘 비타민 D 등이 많이 들어 있어 빈혈이나, 골다공증예방, 암의 예방의 효과가 뛰어나다고 한다.

1 백일송이 영양밥

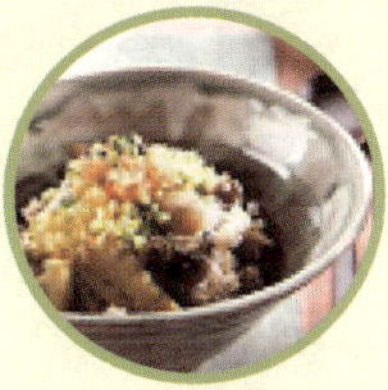

재료

찹쌀 1/3컵. 맵쌀 1/3컵, 혼합영양미 1/3컵, 흑임자 1큰술, 물 1컵, 백일송이 100g, 죽순 50g, 밤 3개, 치자 단무지 50g, 날치알 2큰술, 실파 1뿌리.

양념간장

간장 1큰술, 맛술 1작은 술, 다진 파 1작은 술, 다진 홍고추 1작은 술, 깨소금 1작은 술, 참기름 1작은 술, 쑥갓, 레몬 1쪽씩.

만드는 법

(1) 찹쌀 등의 혼합잡곡을 섞어 깨끗이 씻어 건진 다음 같은 분량의 물을 냄비에 넣는다.
(2) 백일송이는 밑둥을 자르고 가닥을 떼어 준비하고 죽순은 빗살모양을 살려 썬다.
(3) 밤은 껍질을 벗기고 치자 단무지 는 0.3cm로 잘게 썬다.
(4) 냄비에 쌀과 버섯, 죽순, 밤 등을 안치고 밥을 한다.
(5) 밥이 다 되면 그릇에 담아 날치알을 보기 좋게 위에 얹는다.
(6) 치자 단무지와 실파, 흑임자로 장식하고 양념간장을 곁들인다.

2 백일송이 바지락 전골

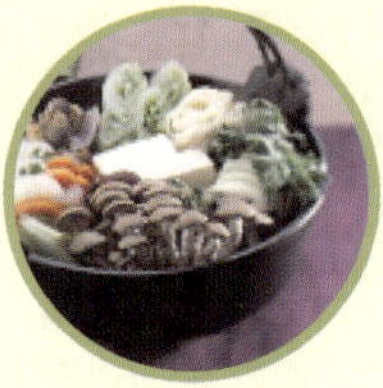

재료

백일송이 200g, 배추 2입, 두부, 200g, 무, 당근 100g씩, 대파 1대, 양파 100g, 부추 50g, 깻입 5장, 쑥갓 50g, 생면 100g.

양념간장

고춧가루 2큰술, 간장 1작은 술, 육수 3큰술, 다진 마늘 1큰술, 후추.

만드는 법

(1) 냄비에 물을 10컵 정도 넉넉히 넣고 다시멸치, 마른 새우, 무, 대파 등을 넣고 끓이다가 불을 끄고 다시마, 가다랭이 포, 바지락을 넣어 서서히 국물이 우러나오도록 한다.
(2) 끓인 육수는 체에 밭쳐 준비하고 바지락은 건진다.
(3) 백일송이는 밑둥을 제거하고 가닥을 떼어낸다.
(4) 배추는 끓는 물에 살짝 데쳐 찬 물에 헹궈 물기를 제거하고 가닥을 떼어낸다.
(5) 무, 당근은 끓는 물에 데친 후 꽃 모양으로 손질한다.
(6) 파는 어슷하게 썰고 두부, 양파, 부추, 깻입, 쑥갓은 4cm로 썬다.
(7) 양념 다대기를 만든다. 생면은 살짝 삶는다.
(8) 전골냄비에 백일송이 등의 다른 재료를 보기 좋게 돌려 담고 준비해 놓은 육수와 바지락을 넣어 끓인다.
(9) 양념 다대기를 넣어 간을 맞추고 야채와 버섯을 건져 먹고 난 다음 생면을 넣어 끓여 먹는다.

3 백일송이 얼큰탕

▶▶재료

백일송이 150g, 고사리 삶은 것 100g, 숙추나물 100g, 대파 2대, 부추 10g, 홍고추 1/2개, 풋고추 1/2개.

▶▶육수

쇠고기 양지 400g, 물 5컵, 무 100g, 양파 100g, 마늘 2개, 생강 1톨, 대파1/2대.

▶▶양념장

고춧가루 3큰술, 간장 1큰술, 액젓 1작은 술, 다진마늘 2큰술, 고추기름 1 큰술,소금, 후추 약간.

▶▶만드는 법

(1) 쇠고기 양지는 핏물을 빼고 찬물에 무, 대파, 양파 등을 넣어 충분히 국물이 우려 나오도록 삶는다.

(2) 삶은 고기는 결대로 찢어 양념장에 무치고 육수는 체에 밭쳐 놓는다.

(3) 백일송이는 밑둥을 제거하고 가닥을 알맞게 떼어낸다. 고사리는 버섯 길이와 비슷하게 자른 다음 양념장에 무친다.

(4) 수추와 대파는 알맞게 자르고 쌀짝 데쳐 물기를 제거한 다음 양념장에 무친다.

(5) 냄비에 고추기름을 두르고 양념한 고기를 볶은 다음 육수를 부어 한소끔 끓이면서 고사리를 넣는다.

(6) 끓이면서 거품을 걷어내고 고사리, 버섯, 숙주, 대파 순으로 넣어 끓인다.

(7) 부족한 간을 소금과 후추로 맞추고 대파, 생부추, 홍고추를 짧게 썰어 살짝 올려 논다

4 백일송이 장조림

▶▶ 재료

백일송이 200g, 꽈리고추 30g, 마늘 5알, 메추리알 5개, 통깨.

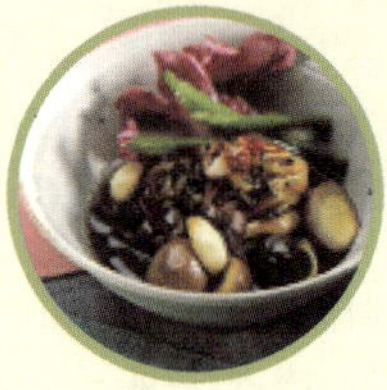

▶▶ 조림 맛간장

물 1컵, 간장 3큰술, 설탕 1큰술 물엿 1큰술, 마른 홍고추 1개, 사과 1/2개, 레몬 1/2개, 양파 1/2개, 마늘 2개, 생강 1쪽, 대파 1대, 후추.

▶▶ 만드는 법

(1) 백일송이는 밑둥을 제거한 뒤 큼직하게 가닥을 뗀다.
(2) 꽈리 고추는 꼭지를 떼고 깨끗이 씻는다.
(3) 메추리알은 삶아서 껍질을 벗겨 놓는다.
(4) 조림 맛간장 재료를 다 넣은 후 1/2분량이 되도록 천천히 조린다.
(5) 냄비에 백일송이와 조림 맛간장을 넣고 끓이다가 마늘, 메추리알을 넣고 조린다.
(6) 조림국물을 끼얹어 가며 서서히 조리다가 꽈리고추를 넣는다.

5 백일송이 파프리카 잡채

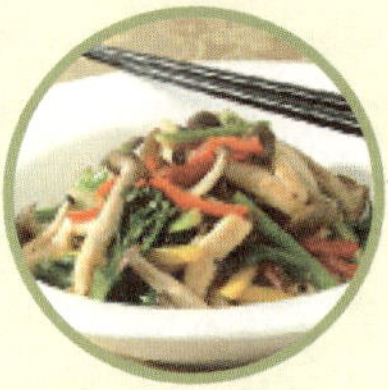

재료

백일송이 150g, 레드, 그린, 옐로우 파프리카 가각 1/2개, 양파 1/3개, 실파 2대, 죽순 100g, 배 1/4쪽, 흑임자

양념장

간장 1/2큰술, 설탕 1/2작은 술, 깨소금 1작은 술, 참기름 1작은 술, 후추 약간.

만드는 법

(1) 백일송이 밑둥을 제거하고 가닥을 떼어낸다.
(2) 색색의 파프리카, 양파, 식파, 배는 길이 5 x 0.3cm의 폭으로 썰어 준비하고 죽순은 로 채썰어 끓는 물에 데쳐 사용한다.
(3) 양념장을 분량대로 준비한다.
(4) 팬에 기름을 두르고 백일송이, 색색의 파프리카 등의 야채를 소금을 넣어 가며 볶다가 재빨리 헤쳐 식힌다.
(5) 접시에 볶은 버섯, 야채, 배를 섞고 양념장을 넣어 무쳐 담은 후 흑임자를 뿌린다.

6 백일송이 궁중 떡볶이

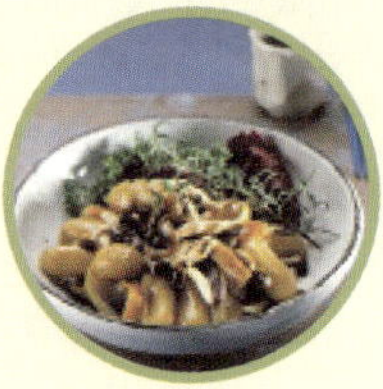

▶▶재료

떡볶이 떡 200g, 백일송이 100g, 쇠고기 100g, 당근 50g, 대파 1대, 양파 1/2개, 밤 5알, 잣 1작은 술, 물 1/2컵.

▶▶양념장

간장 3큰술, 설탕 1큰술, 꿀 1큰술, 다진마늘 1작은 술, 깨소금 1/2작은 술. 참기름 1작은 술, 후추 약간.

▶▶만드는 법

(1) 백일송이는 밑둥을 제거하고 알맞게 가닥을 떼어 준비한다.
(2) 떡볶이 떡은 살짝 데쳐 간장, 참기름에 양념하여 애벌간을 한다.
(3) 쇠고기는 채썰어 준비된 양념장 1큰술에 무친다.
(4) 당근과 양파는 길이 5cm, 폭 1cm로 얄팍하게 썰고 대파는 길이로 채썬다.
(5) 팬에 기름을 두르고 쇠고기를 볶은 후 물 1/2컵을 넣어 끓이면서 당근, 양파, 떡, 백일송이, 밤을 넣는다.
(6) (5)에 남은 양념장을 넣고 골고루 간이 베이도록 어우러지게 끓인다.
(7) 고명으로 잣 등을 올려 접시에 담는다.

7 백일송이 골뱅이 녹차 무침

재료

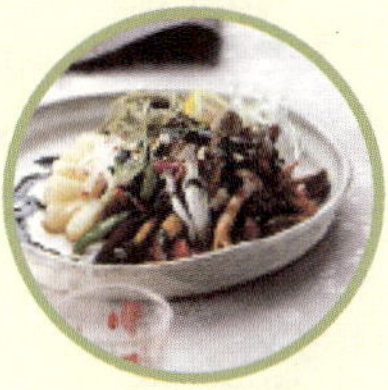

백일송이 100g, 골뱅이 200g, 도라지 100g, 오이 1/2개, 적채 1잎, 소면 50g, 녹차가루 약간, 믹스넛 10g, 장식용 파인애플 1개, 래두쉬 1개, 무순 약간.

양념장

고춧가루 3큰술, 고추장 1큰술, 간장 1큰술, 설탕 1큰술, 식초 1큰술, 물엿 1큰술,, 통깨 1/2 작은술, 녹차가루 1/2큰술, 파인애플 10g, 레몬즙 1큰술, 참기름 1작은 술

만드는 법

(1) 버섯은 깨끗이 씻은 후 ㅂ둥을 제거하고 적당히 가닥을 떼어 낸다.
(2) 골뱅이는 수분을 제거하고 1/2 크기로 자른다. 도라지는 소금물에 씻어 행군 후 꼭 짠다.
(3) 오이는 10cm 길이로 자른 후 속을 제거하여 얄푯하게 썰고 적채도 오이와 비슷하게 썬다.
(4) 소면은 삶아 설탕, 간장, 참기름으로 무쳐 적게 사리를 만든다.
(5) 분량의 양념간장을 만든다.
(6) 큰 볼에 버섯과 골뱅이 등의 야채를 넣고 양념장을 넣고 버무린 후 접시에 담는다.
(7) 소면을 보기 좋게 담고 녹차구루, 믹스 넛, 파인애플 등으로 장식한다.

8 백일송이 토마토 치즈 스파게티

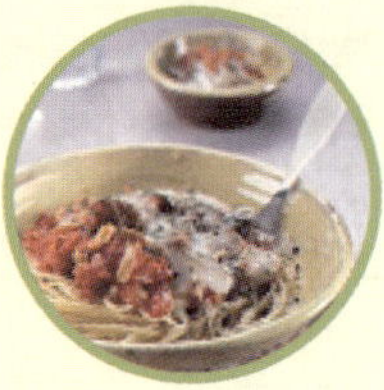

▶▶재료

스파게티 150g, 백일송이 50g, 베이컨 2장, 모짜렐러 치즈 100g, 파슬리 가루 1/2큰술, 치즈가루 2큰술.

▶▶소스

백일송이 다진 것 50g, 양파 80g, 마늘 1개, 샐러리 60g, 당근, 토마토 1/2개, 홀 토마토 300g, 월계수잎 1장, 오레가노 1작은 술, 바질 1작은 술, 소금, 후추, 올리부유 2큰술

▶▶만드는 법

(1) 백일송이, 양파, 마늘, 샐러리, 당근은 0.5cm로 썰어 준비한다.
(2) 토마토는 껍질과 씨를 제거하고 실만을 곱게 다진다.
(3) 베이컨은 1cm폭으로 썰어 팬에 볶아 기름을 빼둔다.
(4) 팬을 올리브유를 두르고 마늘, 양파, 샐러리, 당근 썬은 것을 충분히 볶다가 백일송이를 넣어 볶는다.
(5) (4)에 토마토 다진 것과 ■리, 육수, 월계수, 잎 등을 넣어 끓이면서 소금, 후추로 간을 한 후 약한 불에서 서서히 조린다.
(6) 끓는 물에 올리브유와 소금을 넣어 스파게티를 삶아 준비한 다음, 팬에 마늘을 넣고 볶는다.
(8) 접시에 스파게티, 버섯 토마토소스를 담고 베이컨, 파슬리, 치즈를 뿌려 200°C 오븐에 12분간 익혀낸다.

9 백일송이 허브 샐러드

▶▶재료

백일송이버섯 100g, 치커리 10g, 셀러리 5g, 적채 2g, 라디치오 3g, 롤라로사 7g, 미니토마토 1개, 식빵 1/2개, 로즈마리, 레디시, 영양부추, 약간씩.

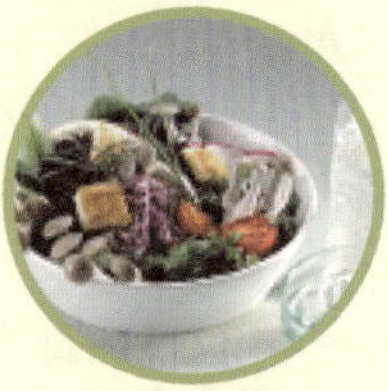

▶▶드레싱

올리브오일 2큰술, 레몬쥬스 1/2큰술, 꿀 2작은술, 와인비네가 1큰술, 카레가루 1작은 술, 다진 양파 1큰술, 파슬리 1작은 술, 바질 1작은 술, 소금 약간.

▶▶만드는 법

(1) 백일송이는 밑둥을 제거하고 가닥을 떼어낸다.
(2) 식빵은 올리브오일을 골고루 바른 후 팬에 노릇하게 앞뒤로 구워 사방 2cm로 자른다.
(3) 샐러리와 적채는 먹기 좋게 썰어두고 나머지 야채는 깨끗이 씻어 물기를 제거해 둔다.
(4) 그릇에 보기 좋게 백일송이와 야채를 담고 먹기 직전에 드레싱을 골고루 뿌린다.

10 백일송이와 낙지 죠스이

▶▶ 재료

배일송이 150g ,낙지 1마리, 다진 양파 1/4개. 닭 가슴살 1조각, 된장 2~3큰술, 밥 2공기, 고춧가루 1/2큰술, 실파 3뿌리, 가다랭이 육수 3~4컵, 다진 마늘 1작은 술, 채친 김 약간, 밀가루 약간.

▶▶ 가다랭이 버섯 육수

마른 표고버섯 2개, 다시마 10cm, 가다랭이 20g, 물 5컵.

▶▶ 만드는 법

(1) 낙지는 물로 씻은 다음 밀가루를 조금 넣고 잘 주물러 씻어 1cm크기로 썬다.
(2) 닭 가슴살은 사방 1cm 크기로 잘게 썬다. 백일송이는 밑둥을 제거하고 가닥을 떼어 논다.
(3) 냄비에 물을 붓고 표고버섯과 다시마를 넣어 약한 불에서 끓지 않게 30분 이상 우리다가(또는 하루 밤 그대로 둔다) 끓으려하면 다시마를 꺼내고 한소끔 뒤 불을 줄이고 가다랭이를 넣어 1분 있다가 바로 채에 걸러 맑은 육수를 만들어 준비한다.
(4) (1)의 낙지와 (2)의 닭고기는 끓는 물에 살짝 데쳐놓는다.
(5) 냄비에 (3)의 가다랭이 육수와 밥, 양파를 넣고 끓이다가 데친 닭고기와 낙지, 백일송이를 넣고 된장과 고춧가루를 푼다.
(6) 마지막에 다진 마늘을 넣고 소금으로 간을 맞춘 뒤 다진 실파를 넣고 김을 오려놓아 장식한다.

11 백일송이를 이용한 칼국수

▶▶ 재료

백일송이 100g, 칼국수면 200g, 애호박 1/2개, 적은 감자1개, 다진 마늘 1작은 술, 양파 1/2개, 홍고추 1개, 청양고추 2개, 고춧가루 적당량, 소금 약간, 국간장 약간, 후춧가루 약간.

▶▶ 국물재료

국물용 멸치 5마리, 다시마 10cm, 마른 새우 1/4컵, 물 5컵.

▶▶ 만드는 법

(1) 감자, 호박, 양파는 모두 반달모양으로 얄팍하게 썬다.

(2) 고추는 씨를 빼고 손질해 어슷하게 썬다. 백일송이는 밑둥을 제거하고 가닥을 떼어낸다.

(3) 국물멸치는 내장을 빼내고 기름을 두르지 않은 냄비에 새우와 같이 강한 불에서 태우듯이 볶다가 물을 붓고 다시마를 넣어 은근하게 우린 다음 끓기 직전에 다시마는 건져내고 약한 불에서 30~60분정도 우려낸다.

(4) (3)의 국물에 먼저 감자와 청양고추, 홍고추를 넣어 매운 맛을 낸다. 감자가 익으면 호박, 버섯을 넣으면서 국간장으로 간을 한다.

(5) 면을 넣고 간을 본 다음 마지막으로 맛을 더 좋게 하기위해 다진 마늘을 넣고 소금, 후춧가루로 간을 한다.

12 백일송이 연어 스크램블드 에그

▶▶재료

훈제 연어 150g, 백일송이 100g, 양파1/4. 우유 4큰술, 계란 6개, 생크림 3큰술, 딜, 식용유, 소금, 후춧가루 약간.

▶▶만드는 법

(1) 계란, 우유, 생크림을 볼에 담고 거품기로 잘 섞는다.

(2) 달군 팬에 기름을 살짝 두르고 잘 섞인 (1)의 계란물을 부어 약한 불에서 약하게 저서 익힌다. 계란이 뭉쳐지면 조금씩 살살 젓고 조금 더 익었다 싶을 때 불을 끈다.

(3) 다른 팬에 기름을 두르고 채 썬 양파를 볶다가 백일송이 버섯을 볶으면서 소금, 후춧가루로 간을 한다.

(4) 볼에 (2)에서 익힌 계란과 (3)에서 볶은 양파, 버섯, 연어를 넣고 살짝 섞는다.

(5) 접시에 담고 딜과 크레송을 얹여 놓는다.

Tip 스크램블을 맛있게 만들려면 절대로 오래 익히거나 많이 젓지 않아야 한다. 덜 익었다 싶었을 때 불을 끄고 여열로 마무리 하야 한다.

13 백일송이 새우 죽

재료

백일버섯 100g, 아욱 150g, 깐 새우 200g, 불린 쌀 2컵, 아욱 150g, 다진 마늘 1작은 술, 다진 양피 70g, 해물 버섯 육수 6 - 7컵, 국간장, 참기름, 소금, 후추가루 약간.

만드는 법

(1) 백일송이는 밑둥을 제거하고 가닥을 때어낸 다음 0.2cm로 얇게 썰어 참기름 한두 방울을 넣고 재운다.

(2) 새우는 물에 깨끗이 씻어 물기를 뺀다. 그리고 아욱은 입만 떼서 물에서 깨끗이 씻어 물기를 뺀다.

(3) 냄비에 참기름을 살짝 두르고 쌀을 볶는다. 쌀이 투명해지기 시작하면 다진 양파와 버섯을 넣고 육수를 조금 부어 2분정도 볶다가 나머지 육수를 붓고 뚜껑을 닫는다.

(4) 밥알이 퍼지면서 육수가 잦아들면 한 번씩 저어주고 쌀이 거의 익으면 새우, 아욱, 마늘을 넣고 국간장으로 1차로 간을 한다.

(5) 쌀이 잘 퍼지면 소금, 후춧가루로 마무리 간을 하고 물을 끈 다음 참기름을 둘어 그릇에 닮는다.

14 모듬 백일송이 잡채

재료

마른 백목이버섯 30g, 백일송이 300g, 당면, 100g, 양파 1/2개, 청피망 1개, 홍피망 1개, 식용유 적당량, 소금, 후춧가루 약간.

양념장 재료

간장 4큰술, 국간장 1/2큰술, 설탕 1큰술, 물엿 3큰술, 다진 파 2큰술, 다진 마늘 1/2큰술, 참기름 1큰술, 깨소금 1/2큰술.

만드는 법

(1) 백일송이는 밑둥을 제거하고 가닥을 떼어내고 끓는 물에 살짝 데쳐 물기를 뺀 다음 각각 양념장 2큰술씩을 넣고 재운다.

(2) 목이버섯은 물에 불려 흔들어 씻은 다음 딱딱한 밑 부분을 잘라내고 가닥가닥 떼어 놓는다

(3) 당면은 물에 불려 끓는 물에 데친 다음 양념장을 2큰술을 넣고 버무린다.

(4) 채 썬 양파와 피망은 소금으로 간을 살짝 하며 기름을 두른 팬에서 볶고 버섯들은 양념장 2큰술 정도를 넣으면서 볶아 한김 식힌다.

(5) 큰 불에서 모든 재료를 섞고 남은 양념간장으로 기호에 맞게 마지막 간을 맞춘다.

15 뚝배기 백일송이 불고기

▶▶ 재료
부고기용 쇠고기 200g, 백일송이 200g, 당면 50g, 양파 1/2, 대파(얇은것) 2대, 당근 50g, 쇠고기 버섯 육수, 3컵, 쑥갓, 소금 약간.

▶▶ 양념장 재료
간장 4크술, 설탕 1.1/2큰술, 다진 마늘 1큰술, 다진 파 2큰술, 참기름 1큰술, 깨소금 1 작은 술, 후추가루 약간.

▶▶ 만드는 법
(1) 백일송이는 밑둥을 제거하고 가닥을 떼어내고, 끓는 물에 데쳐 물기를 뺀 다음 양념간장 반을 넣고 20~30분 정도 재운다.

(2) 당면은 찬물에 담가 부드럽게 풀어질 정도로 불린다.

(3) 쇠고기도 양념장을 넣고 최소한 30분 이상 재운다.

(4) 양파, 당근, 대파는 얇고 길쭉하게 채로 썬다. 쑥갓은 씻어서 잎만 떼어 놓는다.

(5) 냄비에 쇠고기육수와 재운 쇠고기, 손질한 양파, 당근을 넣고 한소끔 끓여 채소가 익으면 배일송이와 당면을 넣고 소금으로 모자라는 간을 맞춘 다음 대파와 쑥갓을 얹는다. 기호에 따라서 계란을 통째로 하나 깨서 살짝 익혀내도 좋다.

Tip 쇠고기육수를 만드는 법

▶▶ 재료

마른 표고버섯 3개, 다시마 10cm, 쇠고기 사태 200g, 물 10컵

▶▶ 만드는 법

(1) 표고버섯과 다시마는 젖은 행주로 깨끗하게 닦는다.

(2) 냄비에 물을 붓고 손질한 버섯과 다시마를 넣어 한소끔 끓인 다음 다시마를 건져 내고 쇠고기를 넣어 중불에서 1시간 정도 우린다.

참고문헌

- 이개가와 : Intern. Medicinal Mushrooms, 3. N04, 291 (2001)
- 이개가와: Biotherapy, 14, No 10, 945 (2000)
- 이개가와 등: Cancer Res., 29,734(1969)
- 이개가와 등: Chem. Pharm. Bull., 40, 1954 (1992)
- 이개가와: Jpn. J. Cancer Res., 59, 155 (1968)
- 마쓰사와 등: 약학잡지, 118, 623 (1997)
- 마쓰사와 등: 약학잡지, 119, 476 (1998)
- 하라 등: Nutrition and Cancer, 46, 138 (2003)
- 히라마쓰 등: ESR도 후리라디칼, p156, 일본의학관 (1989)
- 가와기시: 활성산소와 의식동원, 공립출판사
- 아라가와: 영양과 식량, 30권, p9 (1977)
- S. P. Wasser 등, Intern. J. Medicdinaql Mushrooms, 4, 267 (2002)
- Y. Xio etal.: Abstracts of the 2nd World Internat. Medicine Cong., p195 (2002)
- 마 등: Biotherapy, 15, 691 (2001)
- 마 등: Biotherapy, 15, Supplement II, 129 (2001)

저자약력

■ 유주현

- 연세대학교 화학공학과 졸업
- 동경대학교 대학원 농예화학과 석사 박사과정수료. 농학박사학위 취득

[경력]

- 연세대학교 부총장, 대학원원장, 공과대학장, 식품생명공학과 교수. 현재 명예교수
- 미국 Purdue학교 생화학과 초빙교수
- 한국미생물생명공학회 회장, 한국식품과학회 부회장, 한국종균협회 이사장
- 보사부 식품위생심의위원
- 한국식품개발연구원 이사

[수상]

- 국민포장, 대통령표창, 서울특별시문화상, 일본농예화학회상, 한국산업미생물학회 학술상, 한국식품과학회 학술상

■ 여익현

- 연세대학교 식품공학과 졸업. 대학원 식품생명공학과 석사 박사과정수료, 공학박사학위 취득

[경력]

- 삼양식품(주) 근무
- (주)풀무원 부사장, 식문화연구원 원장, 두부사업본부장, 생산본부장, SF마케팅실장
- 국제생명공학회 이사, 한국콩연구회 부회장. 한국종균협회 이사

■ 박정민

- 연세대학교 대학원 식품생물공학과 석사 박사과정수료, 공학박사학위 취득

[경력]

- 미국 Purdue대학교 생화학과 Post Doctor
- 전북대학교 부설 바이오식품소재개발 및 산업화연구센터 산학협동조교수, 한국종규녑회 한국미생물보존센터 부소장

■ 유영숙
• 연세대학교 생활과학대학 식품영양학과 졸업

[경력]
• Terry's Kitchen요리학원 원장

[자격증]
• 영양사, 한식 양식 조리사

건강식품 시리즈 2

버섯의 기능과 재배

2008년 8월 10일 초판인쇄
2008년 8월 21일 초판발행

지 은 이 · 유주현 · 여익현 · 박정민
발 행 인 · 김 홍 용
펴 낸 곳 · **도서출판 효 일**
주 소 · 서울특별시 동대문구 용두동 102-201
전 화 · 02) 928-6644
팩 스 · 02) 927-7703
홈페이지 · www.hyoilbooks.com
E-mail · hyoilbooks@hyoilbooks.com
등 록 · 1987년 11월 18일 제6-0045호

값 7,000원

ISBN 978-89-8489-248-4